フード
ディフェンス

従業員満足による食品事件予防

角野 久史 編著
食品安全ネットワーク 著

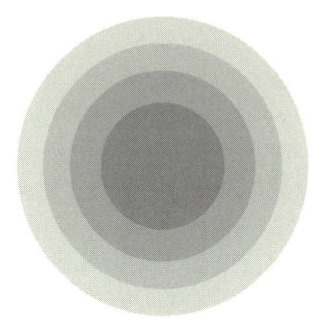

日科技連

まえがき

　2013年12月、アクリフーズの冷凍食品に対し、悪意をもつ従業員による農薬混入事件が起こり、世間に衝撃を与えました。そして、そういった事件を防ぐために、フードディフェンス（食品防御）が叫ばれるようになりました。
　フードディフェンスとは「食品への意図的な異物の混入を防止する取組み」であり、「原料調達から販売までのすべての段階において、人為的に毒物などが混入されることのないように監視する仕組み」のことです。
　フードディフェンス実施時の前提として、「悪意をもった従業員が毒物を入れる可能性がある」という性悪説にもとづいて対策を講じるべきだとの意見があります。具体的には、「監視カメラを取り付ける」「持ち物検査を強化する」「従業員の行動をICタグで監視する」「製造ライン間の行き来を物理的にできないようにする」など、さまざまな対策をとることが叫ばれているのが現状です。
　しかし、カメラでの監視や持ち物検査などにもとづいてフードディフェンスを行った結果、経営者・管理者および従業員の間にあるべき信頼関係が損なわれ、モチベーションが下がり、「生産効率が落ちる」「品質不良が増える」「社内での不正行為の発生可能性が逆に高まる」「事故が発生する」という事態になる可能性は十分に考えられます。
　2013年、アクリフーズで起きた冷凍食品への農薬混入事件で、現在、被告とされる男性の動機は、新人事評価制度が導入されたことによる不平等感だったとされています。被告の言葉でいえば、「後から入った人の賞与が良かった」のです。準社員を評価する正社員の係長や主任が現場を見ずに、準社員を評価し、結果に対する十分な説明もなく、一方的

まえがき

に賃金の水準が決められる仕組みに対する不満の表れだったわけです。

しかし、会社は事件当時、利益を十分に増やしていたのです。準社員の給与を下げたのは、さらに利益を上げるためだったわけです。この考え方に大きな間違いがありました。会社が利益を上げたにもかかわらず、利益向上に貢献した社員の給与などに還元しなかったのです。

そもそも会社は何のために存続するのでしょうか。「利益を上げて従業員の暮らしを守るため」ではないのでしょうか。そのためには、従業員が満足して働ける環境が必要です。そういった環境があれば、顧客のために「安全でおいしいものを製造する」という意欲が出やすくなります。結果として、顧客満足が得られ、利益の向上につながるのです。

アクリフーズの事件をきっかけに注目されるフードディフェンスですが、それに取り組むときに目標とすべきは、「企業理念を全社員に浸透させ、内部コミュニケーションを豊かにして従業員満足を得ること」です。本書のねらいは、そのためのヒントを提示することにあります。

仮に、現在、有効といわれる対策をとったとして、外部からの攻撃には一定の効果を上げることができたとしても、悪意のある社内（従業員など）からの攻撃を防ぐことは不可能に近いのです。そのため、社外からの攻撃に対する対策と、内部からの攻撃に対する対策はまったく異なるものとして取り扱い、フードディフェンスを実行する必要があります。内部からの攻撃に対するフードディフェンスを達成できるかどうかは、高い従業員満足を実現できるかどうかにかかっています。

本書では、そのための具体的な方策として、「食品衛生7Sの構築」を提案しています。食品衛生7Sはフードディフェンスの土台になり得ます。ここで、食品衛生7Sとは、「整理・整頓・清掃・洗浄・殺菌・躾・清潔」の7つを総称した一般的衛生管理についての考え方のことです（本書の第2章で詳細に説明しています）。

食品衛生7Sのうち、特に重要なのは「躾」です。簡単にいえば「決

まりごとをきちんと守る」という意味です。当然かもしれませんが、適切な作業の決まりごとがきちんと守られるのなら、現場で起きるミスがずっと少なくなり、正確な業務が遂行できます。決められた服装、安全具の着用、正しい作業標準など、実行されるべき決まりごとが励行されるので、食中毒や異物混入、誤表示などの事故を未然に防げます。

　今後、流通業や消費者団体から、フードディフェンスの現状について食品企業に対する監査がますます厳しくなると思われます。いかにハード中心のフードディフェンスを構築しても、決まりごとを守る「躾」がなければ意味がありません。

　本書は、食品衛生7Sにおける「躾」の詳細な意味合いや食品安全における役割、さらには具体的な方法論や実践例を紹介しています。多くの企業にとっては従業員に対する「心」の教育を実践するのに苦労しているかと思いますが、本書は「心」の教育を積極的に実践できるきっかけとなります。

　「食品衛生7S」の「躾」は、食品産業を基本に会員間で異業種交流を深めるために結成された「食品安全ネットワーク」で体系化され、確立しました。本書では、「躾」に対する具体的な事例解説や、その背景を考察し、「躾」の考え方に対して、さらなる重みと深さが付与されたと思います。読者の皆様には、本書を通じ、「社内教育制度のレベルアップ」「事件・事故の予防」「モチベーション向上」「コミュニケーション向上」などさまざまな問題の解決に役立てていただきたいと考えます。

　本書は実務に携わる食品安全ネットワークの会員の手によって執筆されました。本書の内容には、抽象的な内容も含まれていますが、皆、それぞれの実務経験を通じ、必要と考えられる内容であり、フードディフェンスを考えるうえで欠かせない内容です。

　本書は、約18年に及ぶ食品安全ネットワークの活動がなければ誕生しませんでした。食品安全ネットワークの会員の皆様に改めて感謝申し

まえがき

上げます。また、最後に本書の刊行は、日科技連出版社の鈴木兄宏氏と田中延志氏の献身的な協力なしでは誕生しませんでした。ここに、改めて感謝します。本当にありがとうございました。

2014年11月

食品安全ネットワーク
会長　角野　久史

目次

目次

まえがき　iii

第1章　食品への意図的な有害物質混入事件　1

1.1　冷凍餃子への農薬混入事件(2007年～2008年) 2
- 1.1.1　はじめに　2
- 1.1.2　事件の概要　2
- 1.1.3　日本政府が示した再発防止策　9
- 1.1.4　企業で行われるべきフードディフェンス　9

1.2　冷凍食品への農薬混入事件(2013年) 13
- 1.2.1　はじめに　13
- 1.2.2　事件の概要　13
- 1.2.3　企業で行われるべきフードディフェンス　25

第2章　フードディフェンスと食品衛生7S　27

2.1　食品衛生7Sの概要 28
- 2.1.1　工業5Sから食品衛生7Sへ　28
- 2.1.2　食品衛生7Sの定義と目的　30

2.2　食品衛生7Sの効果と強さ 34
- 2.2.1　食品衛生7Sはフードディフェンスの土台　34
- 2.2.2　トップの導入宣言と率先垂範の効果　34
- 2.2.3　全員参加の効果　37
- 2.2.4　企業の利益向上と従業員満足　39
- 2.2.5　食品衛生7Sの強さとは　41

第3章　「躾」で防ぐ食品事故　45

3.1　日本人の性格と価値観 46
- 3.1.1　日本再発見　46

3.1.2　安全で安心して生活できる日本　47
3.1.3　日本人の特徴　50
3.2　食品衛生7Sにおける「躾」の意義　54
3.2.1　現場におけるルールの重要性　54
3.2.2　日本でも発生した有害物質混入事件　54
3.2.3　躾という言葉の意味　57
3.2.4　躾ができない社会　58
3.3　「躾」から期待できる幅広い効果　61
3.3.1　「躾」の重要性　61
3.3.2　コミュニケーションがより円滑になる　62
3.3.3　清潔な製造環境が維持できる　62
3.3.4　従業員満足で社風が変わる　63

第4章　フードディフェンスと労務管理　65

4.1　本章における問題意識　66
4.1.1　本章で提起する3つの問題　66
4.1.2　バブル崩壊後（消えた20年）の概要　66
4.2　法令を守る企業と守らない企業、関連する従業員の問題　68
4.2.1　なぜ今、企業の法令遵守が叫ばれるのか　68
4.2.2　コンプライアンスとは「相手の期待に応えること」　71
4.2.3　コンプライアンスを実現する視点　73
4.3　コミュニケーション　75
4.3.1　「失われた20年」で職場が失ったもの　75
4.3.2　同じ部署内の上司と部下のコミュニケーション不足が問題　75
4.3.3　実務的・実践的な情報が職場内で共有できていない　77

4.3.4 「仕事の生産性」は社内コミュニケーションで
　　　左右される　*77*
4.3.5 若者の特徴はコミュニケーション能力の低さ　*78*
4.3.6 経営トップがコミュニケーションづくりの先頭に
　　　立った事例　*79*
4.3.7 コミュニケーションをITに頼り切ってはいけない　*79*
4.3.8 社内コミュニケーションにおける「3つの流れ」　*80*
4.3.9 コミュニケーションはレクリエーションで活発になる　*80*
4.3.10 企業発展のためには活発なコミュニケーションが
　　　欠かせない　*81*

4.4 モチベーション(動機づけ、やる気) ･･････････････････････････*82*
　　4.4.1 モチベーションの重要性　*82*
　　4.4.2 周囲から承認してもらえる環境が意欲につながる　*83*
　　4.4.3 一人ひとりのモチベーションが企業業績に結びつく　*84*
　　4.4.4 総務・人事、経営、管理職が一体となって
　　　　　取り組むべき課題　*86*

4.5 従業員満足度が顧客満足度に結びつく ･･････････････････････*88*

第5章　各種国際規格とフードディフェンス　　　**91**

5.1 はじめに ･･*92*
5.2 FSSC 22000 ･･･*93*
　　5.2.1 概要　*93*
　　5.2.2 最も重要なテーマ・ポイント　*94*
　　5.2.3 まとめ　*98*
5.3 PAS 96 ･･*99*
　　5.3.1 概要　*99*
　　5.3.2 最も重要なテーマ・ポイント　*100*
　　5.3.3 まとめ　*102*

- 5.4 SQFコード······104
  - 5.4.1 概要　*104*
  - 5.4.2 最も重要なテーマ・ポイント　*105*
  - 5.4.3 まとめ　*106*
- 5.5 その他の規格・基準······107
  - 5.5.1 TAPA認証制度　*107*
  - 5.5.2 AIBフードディフェンス　*110*

第6章　実践事例の紹介　　　　　　　　　　　　　　115

- 6.1 ネスレ日本㈱におけるフードディフェンスの取組み······116
  - 6.1.1 ネスレ日本㈱の概要　*116*
  - 6.1.2 ネスレ日本㈱のフードディフェンス　*118*
  - 6.1.3 フードディフェンスの今後　*122*
  - 6.1.4 これからのフードディフェンスのあり方　*124*
- 6.2 愛麺㈱におけるフードディフェンスの取組み······129
  - 6.2.1 愛麺㈱の概要　*129*
  - 6.2.2 品質管理室が行う取組み　*129*
  - 6.2.3 子育て支援制度の導入　*132*
  - 6.2.4 労務管理の見える化　*134*
  - 6.2.5 部署間、社員間における協力体制の構築　*134*
  - 6.2.6 まとめ　*135*
- 6.3 ㈱あわしま堂におけるフードディフェンスの取組み······136
  - 6.3.1 ㈱あわしま堂の概要　*136*
  - 6.3.2 企業理念は「美味しさつくり　笑顔つくり」　*136*
  - 6.3.3 従業員満足を高めるための施策　*137*
  - 6.3.4 食品衛生7Sはコミュニケーションツールとなる　*138*
  - 6.3.5 外部侵入者へのフードディフェンス　*141*
  - 6.3.6 まとめ　*142*

目　次

参考文献　*145*
索　引　*149*

第1章

❖

食品への意図的な有害物質
混入事件

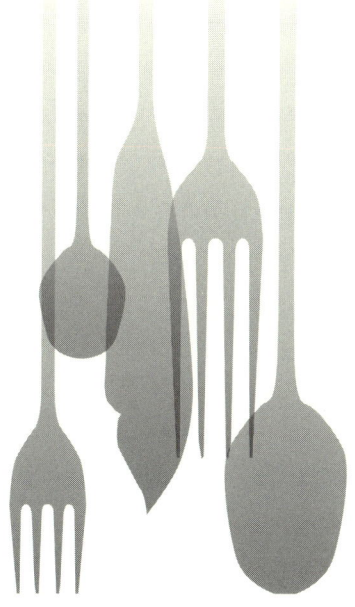

1.1 冷凍餃子への農薬混入事件(2007年～2008年)

1.1.1 はじめに

2013年に日本で起きた「冷凍食品への農薬混入事件」は、筆者は2007年に中国で製造された冷凍餃子による3家族10人の食中毒事件を思い出しました。調査の結果、製造元の天洋食品の従業員が所属企業を困らそうとして、意図的に農薬を混入したのが事件の原因でした。このとき、フードディフェンス(食品防御)の重要性が叫ばれました。この事件をきっかけに、日本の食品企業においてもフードディフェンスを考慮するようになりましたが、「あれは中国企業のせいで起きた事件で日本企業ではありえない」という考え方が圧倒的でした。ところが、日本企業でも同様の事件が起こったため、中国における冷凍餃子への農薬混入事件の背景と、それを販売した日本生活協同組合連合会の対応を改めて検証することは、今後の日本におけるフードディフェンスを構築し、管理するために、大いに参考になると思われます。

1.1.2 事件の概要

(1) 農薬混入事件のあらまし

2007年12月下旬から2008年1月にかけて、中国の天洋食品が製造した冷凍餃子は、JTフーズが輸入し、そして日本生活協同組合連合会などが販売しました。その後、冷凍餃子を食べた千葉県千葉市、市川市、兵庫県高砂市の3家族(計10人)が下痢や嘔吐などの中毒症状を訴える食中毒が発生しました。このとき、市川市の女児が一時意識不明の重体となりました。それを受けて千葉県と兵庫県の両県警が餃子を鑑定したところ、農薬として使われているメタミドホスなど有機リン系の殺虫剤が検出されました。この結果、事件は日本中を震撼させ、中国との国際

1.1　冷凍餃子への農薬混入事件（2007年〜2008年）

問題ともなり、食品の安全性が大きく問われる大事件となりました。

その後、警察がさらに詳細な鑑定を行った結果、検出された農薬は製品の材料に使われた農産物の残留農薬が原因となる汚染程度ではないことが判明しました。これは下記の調査結果より明らかです。

12月28日に千葉の餃子から検出されたメタミドホスの濃度は130ppmでした。メタミドホスの急性参照用量ARfD[1]（一時的に多く食べたときの、神経症状等急性症状評価の目安）は0.01mg/kgです。これは、体重20kgの子供なら0.2mgであり、体重50kgの大人でも0.5mgです。問題の130ppmの餃子を5〜6個食べると75〜90g食べたことになります。これは、メタミドホスの総量として10〜12mgに相当します。つまり、問題の餃子は、ARfDの基準を大きく超え、子供なら60倍、大人なら24倍になるため、非常に危険な濃度だったのです。

(2)　農薬混入事件後の展開

2008年2月11日、徳島で、冷凍餃子の包装の外側から微量の有機リン系殺虫剤「ジクロルボス」が検出されました。販売店が防虫作業のために店内で「ジクロルボス」を含む薬剤を使用した可能性があったことを発表すると、中国国内の報道が急増しました。しかし、その内容は「日本人は毒餃子が中国と無関係と認めた」という情報操作であり、2月15日には、天洋食品の工場長の言葉として「我々は最大の被害者だ」などと、事実とは異なる表現で報じられました。

2008年2月22日、警察庁は、中国公安部との情報交換会議で捜査・鑑定の結果を提供しましたが、中国公安部側は「混入の可能性は日中双方にある」と応じ、日本国内での毒混入を示唆するとともに、「日本に

---

1)　斎藤勲：「冷凍ギョーザとメタミドホス、ジクロルボス」、『FOOCOM.NET』（http://www.foocom.net/fs/residue_old/2288/）

第1章　食品への意図的な有害物質混入事件

対しては鑑定結果を提供しない」と発言しました。このような中国当局の対応により、中国の一部の消費者に対し、「天洋食品の餃子は問題ない」という認識が広がり、後に起きた中国国内での食中毒事件につながったといえます。さらに、この時期に中国公安部は会見を開き、「実験の結果、メタミドホスが袋の外側から内側へと浸透した」と発表しましたが、その後、この実験に使われた袋の一部に穴が空いていたことが明らかにされています。

こうして日中の主張は平行線をたどり、中国の警察当局も捜査をいったん終了して、事件はこのまま真相が解明されないまま迷宮入りするかと思われました。しかし、2008年8月6日に中毒事件が発覚した後、中国国内では日本に輸出する予定だった回収した天洋食品製の餃子が市販品として流通しました。その横流し餃子を食べた中国人が中毒症状を起こしていたことが判明した結果、中国側の主張は退けられ、日本側の主張どおりである可能性が高くなりました。

そして、2010年3月26日、事件は急展開しました。中国から外務省に犯人逮捕の連絡があり、「天洋食品の従業員の1人がメタミドホスを工場内の清掃担当部署で入手して、注射器を使用し、ダンボールの上から、計3回注入した」というのです。

(3)　農薬混入事件の背景

天洋食品の工場は、外見こそ一流設備と技術を誇る大規模工場でしたが、その内情は従業員1,000人を超えるものの、正規社員は半数に満たず、残りは10代、20代の出稼ぎ女性労働者でした。

しかも、事件発覚前には、従業員が低賃金と長時間の労働に不満をもち、労使間のトラブルが頻発していた事実が明らかになってきました。また、事件が発生した2007年末には中堅従業員(臨時工)14人が理由もなく解雇されていることも判明しました。

事件発生当時、天洋食品の正社員給料は2,000元(日本円換算：約3万円)でしたが、臨時工は半額の1,000元前後で、さらに有給休暇はありませんでした。臨時工は正社員登用も難しく、「ほとんどが2～3年で辞めていく」という実態でした。

こういった背景により、臨時工だった容疑者は、正規社員との待遇の差が大きいことへの不満、また、妻の出産休暇の際、ボーナスが支払われなかったことに報復したいという動機から犯行に至りました。

中国河北省石家荘市の中級人民法院(地裁に相当)は、2014年1月20日、餃子に毒物を投入したとして危険物質投与罪に問われた元臨時工の被告に無期懲役の実刑判決を言い渡しました。判決では、毒物の投入、日中両国で重症1人を含む計14人に健康被害が出たと認定され、「犯行は計画的。不特定多数の人々に健康被害を与えた極めて悪質な行為だ」とされました。さらに事件で製造元の天洋食品に約550万元(約9,400万円)の経済的損害を与えたとし、被告の政治的権利も生涯にわたり剥奪するとしました。情状酌量を求めた弁護側の主張は退けられました。

(4) 流通上の問題点―クライシスマネジメントの不備―
■冷凍餃子による中毒被害者が出るまでの経過

日本生活協同組合連合会(以下、日生協とする)は、2007年12月28日に、ちばコープの組合員が冷凍餃子を食べて中毒を起こす前に、事件を回避できるチャンスがありました。有症事例の2カ月前、2007年10月から11月にかけ、健康被害ではありませんが、同一商品で「異味・異臭がする」とのクレームが3件あったのです。

1件目のクレームは、10月5日に、日生協の東北流通センターからありました。異臭のする冷凍餃子が発見されたのです。2件目は、同月31日に、宮城生協共同購入で購入した組合員から異味・異臭がするとのクレームでした。そして、3件目として、11月10日にコープあいず店舗

第1章　食品への意図的な有害物質混入事件

の組合員から異味・異臭がするとのクレームがありました。コープあいずは、これを受けて問題の冷凍餃子を全店から回収をし、販売を中止しました。ここで注目されたのが、3件のクレームとも製造日が2007年6月3日だったことです。

　日生協の東北支所はJTフーズに原因調査の依頼を行いました。11月9日、日生協の東北支所はJTフーズから以下のような調査報告を受けました。

① 苦情現品の強い異臭を確認した。
② 2007年6月3日製造の天洋食品の現地工場保管サンプルや製造記録などを調査したが異常はなかった。
③ 製造工程に原因があれば苦情が多発するはずだが、ほかに苦情はなかった。
④ 以上から原因は特定できないものの、物流途中で汚染された可能性があると推測した。

この10日後、11月19日には、日生協の東北支所は、再度以下のような報告をJTフーズから受けました。

① 餃子の包材からトルエンを主とするキシレン、ベンゼンを検出した。
② 中国の工場に対する聞き取り調査の結果、工程の異常はなく、分析結果と一致する薬品が使用された事実はなかった。
③ 少なくとも包材メーカーでの加工上の問題が原因ではないことが判断した。

以上のような経緯があり、原因が特定できないままで販売を継続していたのです。

しかし、千葉の健康被害が明らかになった後、この3件の異味・異臭クレームについて、今度は日生協自体で農薬検査を行ったところ、2件目にクレームがあったみやぎ生協の餃子の包材から2008年2月20日に

1.1 冷凍餃子への農薬混入事件（2007年〜2008年）

ジクロルボス 180ppm を検出しました。また、3件目のコープあいずの餃子から同年2月5日にジクロルボス（皮 110ppm、具 0.42ppm、全体 10ppm）を検出しました。東北の生協組合員は異味・異臭を感じて餃子を食べなかったので健康被害は出ませんでしたが、もし食べていれば健康被害が出ていた可能性があります。

　以下のように、商品名も製造者も製造日も同じ商品で、同じような異味・異臭のクレームが3件も発生していたのに、被害が発生する前に有効な対策を行うことができませんでした。同一商品（商品名、製造者、製造日）で同様のクレームが3件発生するという異常性（ルール・オブ・スリーの概念）を探知し、当該商品の販売をいったん保留したうえで、徹底した原因究明を実施していれば、その後の健康被害を未然に防止できた可能性があります。

　このようにして、2007年12月28日、ちばコープの組合員家族には、問題の冷凍餃子を食べてから、20〜30分後に「めまい、発汗、下痢、おう吐、視界が回る、話すのもつらい」という健康被害が起きたのです。しかし、12月28日は保健所の御用納めの日だったせいで、組合員は保健所に届けないまま警察に届けたのです。そして、2008年1月30日に行われた警察による検査で、おう吐物からメタミドホスが検出されました。その後の日生協の検査では、1月31日にメタミドホス 130ppm が検出されています。

　日生協は12月28日に起きた健康被害の時点でもチャンスを逃していました。この有症事例では食後20〜30分後のわずかな時間で激しい症状が現れているのに、食中毒菌や臭いの検査しか行われていなかったのです。また、化学物質の混入を確認する検査も実施されていませんでした。喫食後20〜30分後に「めまい、下痢、おう吐、目の焦点が定まらない、しびれ、手足が動かない」などの症状が短時間で出たこと、そして、「一般的に食後から発症までの時間が短いと、微生物による食中毒

第1章　食品への意図的な有害物質混入事件

の可能性は少ない」ことから、毒物などの化学物資が混入している可能性を疑うべきでしたが、それ以前に発生していた3件のクレームと関連づけられることもなく、結果的に最後のチャンスまで逃してしまったのです。もし、この時点(2007年12月28日)で販売を保留し、徹底した原因究明が実施されていれば、2008年1月22日に、ちばコープの組合員が、クレームが3件あった10月20日製造の餃子を食べて、同様の症状を起こす事例は起きていませんでした。この餃子からも、袋内側からメタミドホスを検出しています。

　以上により、2007年時点の日生協のクライシスマネジメントシステムは不十分であり、緊張感と危機意識が薄れているといわれても仕方がない状況でした。

■日生協のクライシスマネジメントの問題
　企業のお客様相談室などに、同一ロット製品で異味・異臭や異物など、健康を脅かす恐れのある消費者からのクレームが2件以上あったときには、「食品安全委員会」「品質保証委員会」などを緊急招集し、情報取集を行わなければなりません。日生協など販売側で対応するには、消費者のクレームが、健康を脅かすものかどうかの判断が必要なためです。それを行うためには、製造メーカーの製造記録書の点検と製品検査書(微生物・理化学・官能)を点検することが真っ先に必要となります。
　そこで、基準を逸脱した製造記録や検査記録があったときには、回収の決定とその発表を行います。その後、工場へ行って原因の調査を行い、対策を立てます。製造記録や検査記録で異常が発見できなかったときは、すぐに工場の調査を行います。原料入荷から保管、計量、配合、加熱、冷却、包装、保管、出荷と全工程をくまなく回り、「いつもと違ったことはなかったのか」「一般的衛生管理が維持されて、清潔な製造環境となっているのか」の調査も行います。また、洗剤や殺菌剤などの保管は

施錠したところに入れるなど、「管理ルールが定められていて、そのルールが守られているかどうか」の点検も行います。

今回の事件で日生協は当初、輸入元に調査を任せていました。初動の時点で危機感や緊張感をもって天洋食品に対する調査を行わなかったことは大いに反省をすべき点です。

1.1.3 日本政府が示した再発防止策

「輸入食品に係る薬物中毒事案により、国民の食の安心・安全への信頼は大きく損なわれている。このような事案の再発を防止し、万全の体制を整えることが極めて重要である」として、2008年2月22日に開催された「食品による薬物中毒事案に関する関係閣僚による会合申合せ」により、原因究明を待たずとも政府が一丸となって実施すべき再発防止策が取りまとめられました。

再発防止策としては、「①　情報の集約・一元化体制の強化（現場の窓口機関から本省等への報告ルールの見直し、情報共有システムの改善、事業者が把握した情報の行政への報告ルールの確立）」「②　緊急時の速報体制の強化（関係府省における初動情報の集約と対外提供の体制の明確化）」「③　輸入加工食品の安全確保策の強化（国民の食の安全・安心を守るための輸入食品の検査体制の充実等を実施）」の3点が大きな柱として掲げられました。

1.1.4 企業で行われるべきフードディフェンス

本件は、中国天洋食品の臨時工が自身の待遇に対する不満をもって行ったものです。

「従業員が昇給や昇進などに不満をもち、意図的に農薬などの有害物質を製品に入れ込む」といった事件を予防するための手段に決め手となるものはありませんが、有効な対策は存在します。その前提となるのは、

第1章　食品への意図的な有害物質混入事件

風通しの良い職場をつくること、つまり、コンプライアンス経営の徹底であり、以下のことが重要です。

① 従業員に対して、叱ったり、怒鳴ったり、懲罰を与えたりする行為は、ボトムからトップへのパイプを詰まらせ、風通しの良いコミュニケーションを確保するうえで障害になります。

② 日常業務において、ヒヤリ・ハットしたり、恥ずかしいと思うような情報も隠すことのないよう正直に報告できるような風土づくりが必要です。

③ 小さなミスは、責任問題と切り離して、遠慮なく報告できるような職場づくりが大切です。

企業においてもフードディフェンスの観点から、まず情報を集約し、トップに一元化していく体制づくりが必要です。トップの正しい情報がなければ判断を誤ってしまうからです。次に、収集した情報の速報体制の構築が重要になります。取引先への報告だけではなく、監督官庁への報告も必要です。また、場合によっては報道機関に社告を出すことが必要になることも想定しておかなければなりません。そして何より加工食品の安全性確保の強化が重要です。輸入品に限らず、自社製品であっても異物の混入が疑われては消費者が安心できません。立派な施設を整えていても、そこで働く人間のことが考えられていなければ安全性を担保することはできません。

「人は監視していないと悪いことをする」という考え方では、本当に安心できる食品をつくることは難しいと思います。監視カメラの台数をいくら多くしても死角になる部分ができてしまうでしょう。監視される側も疑われていることを肌で感じ、不信感をもつことになりかねません。

従業員との信頼感をつくっていくことが重要です。そのために、例えば、仕事を教えるときに、指導する立場の者は怒ってはいけません。たとえ言ったとおりにできなくても感情的に怒らずに、導くように教える

1.1 冷凍餃子への農薬混入事件（2007年～2008年）

ことが大事です。まずはやって見せる。次にやらせてみて、うまくできなくても怒らない。そして教えたことを守らなければ何度でも注意し適切に指導する。できないことを怒るのではなく、「なぜ、できないのか」を一緒に考え、実行できないルールは改める。一方的にルールを押し付けるのではなく、段階的に望むレベルに引き上げていくことを考えるべきです。無理強いをして不良品をつくっても仕方がありません。

このようにすれば、従業員の意識も全然違うものになります。怒られながら押し付けられたルールに従っていては、良い製品をつくるという意識は生まれてきませんし、怒られないようにしようと考えるだけでミスを隠すことにもなりかねません。こういうことが積み重なると本件のように会社を恨んだ末に異物を混入するといった事件が、2013年のアクリフーズの事件と同様に起き続けるかもしれません。つまり、会社側の対応次第で不心得者をつくり出してしまう可能性があるといえます。

「決められたルールは必ず守る」が鉄則です。ルールは初めから理想論を振りかざすのではなく、使ったものは元に戻すなどの簡単なルールを守ることから始まり、都度改善を加え、進化させて、あるべき姿に近づけて行きましょう。日々成長をしていく従業員を正しい方向に導き、評価することが重要になります。

裏技や数値だけにこだわった指導ではなく、従業員が成長していくことに注目して、評価することが重要です。従業員の成長よりも出来高や歩留まりの数値を優先させるといったことは避けるのが賢明です。

評価は、賃金などの給与で示すものとは限りません。改善活動を認めることも立派な評価です。心理学者のマズローは人の欲求を5段階に分けました。自己の存在を認められることは原始的な欲求に次いで高次の欲求と位置づけ、人は社会との帰属から存在を認められることを求めると分析しています。この高次の欲求を満たすことが一番のフードディフェンス対策となるのです。

第1章　食品への意図的な有害物質混入事件

1.2　冷凍食品への農薬混入事件(2013年)

1.2.1　はじめに

　遂に日本でも起きました。2013年12月29日午後5時に「㈱マルハニチロホールディングス」「㈱アクリフーズ」の連名で次のような発表しました(以下の□内は、特に断りのない限り、ホームページ上に掲載された「㈱アクリフーズ群馬工場生産品における農薬検出について」の公表情報より引用したものです)。

> 「株式会社アクリフーズ群馬工場生産品における農薬検出について」
> 　このたび、株式会社マルハニチロホールディングスの連結子会社である株式会社アクリフーズの群馬工場が生産した冷凍食品を召し上がられたお客様から臭気があるとのご指摘があり、検査した結果、商品の一部から本来含まれていないマラチオンと呼ばれる農薬が検出されました。

　この発表により、日本中に驚きと衝撃が走りました。
　2008年に起きた「冷凍餃子への農薬混入事件」のときには、「あれは中国の事情によるもので日本では起きない」と多くの人々が思っていました。しかし、日本でも「意図的に農薬を食品に混入する事件」が起きたのです。

1.2.2　事件の概要

(1)　事件のあらまし

> 2013年11月13日(水)にアクリフーズ群馬工場生産のミックス

1.2　冷凍食品への農薬混入事件（2013年）

> ピザにて、石油・機械油のような臭いがするとの消費者からのお申し出を初めて受けました。（お客様相談室）同様の異臭のお申し出が11月15日（金）〜12月3日（火）にかけて、ピザ6件、フライ類3件、合計9件となりました。それらの製品の賞味期限、発生地域に統一性はありません。この時点で、異臭の原因は文献等の知見から、シンナー臭が発生する酵母由来の酢酸エチル産生の可能性を考え調査を進めました。

　2013年12月3日までの時点で9件も異臭のクレームがあったのです。異常な臭いがする事態に担当の従業員は気づかなかったのでしょうか。「誰かが意図的に異物を混入させた」とまで思わなくても、「ほかに原因がないのか」となぜ疑わなかったのか不思議です。製品の異臭の状況について詳しく消費者に聞き取りもせず、単なる異臭と思い込んで調査を始めたのではないかと思われます。

> 　12月4日（水）に臭気成分の特定を目的として、ミックスピザとチキンナゲットを外部検査機関に臭気分析定性検査を依頼しました。
> 　12月13日（金）に、定性分析の結果がでました。両サンプルとも、「酢酸エチル、エチルベンゼン、キシレン、他3物質」が検出されました。当該検出物質は、塗料・農薬等の溶媒に使用されている事を確認しました。

　12月13日の時点で有機溶剤を検出したというのです。これはもう、明らかに食品衛生法違反です。しかし、このときですら商品回収を検討している様子は伺えません。この商品を消費者が食した場合には健康に危害を及ぼす恐れがあると、なぜ気づかなかったのでしょうか。食品の

第1章　食品への意図的な有害物質混入事件

安全に対する危機感や緊張感がまったく感じられません。

> 12月16日(月)〜27日(金)に検出物質の定量分析の追加依頼を実施し、原因調査として、塗料などの付着可能性が考えられた為、工場内での付着可能性調査を実施しました。
> 12月17日(火)に農薬付着の可能性否定を目的として、追加の残留農薬検査(150項目)の分析を依頼しました。まさか、農薬が入っていることはないとの思いで、念のために農薬の検査に出しました。

有機溶剤の定量分析の検査に出したサンプルの結果については、以下のように述べています。

> 12月25日(水)に出ました。定量分析の結果から、酢酸エチル検出なし、エチルベンゼン(6ppm)、キシレン(3ppm)が検出されました。

有機溶剤の定量検査で濃度がはっきりしても、まだ回収という判断にはなりません。
そして、12月27日に、ミックスピザの残留農薬検査の結果が、以下のように出ました。

> 「マラチオン(2,200ppm)」が検出されました。残留農薬ポジティブリスト制度の一律基準(0.01ppm)を上回る数値である事が確認されました。

農薬のマラチオンがミックスピザに2,200ppmも含まれている時点で、健康危害を及ぼす可能性が十分あるのに、この時点でも回収の決定をし

ません。いったい、この会社には、「消費者の安全を守る」という企業理念はなかったのでしょうか。

> 分析機関に保管しているお申し出サンプル11検体の追加残留農薬検査(リン系57項目)を緊急依頼し、12月28日(土)18時30分に追加残留農薬検査の結果連絡を受け、11検体中、4検体(ピザ1検体、フライ類2検体、コロッケ1検体)よりマラチオンが検出されました。

ここに至ってもまだ回収の決定をしません。これから丸1日経った12月29日午後5時にようやく回収の発表をしました。事件発生当時、原因として考えられたのは以下のようなことでした。

① 15,000ppmと高濃度のマラチオンが検出されたので、原料の残留農薬ではない。
② 防虫・防鼠業者による殺虫剤散布も疑われたが、使用上の注意事項に「衛生害虫の駆除には使用しないでください」と書いてあり、ふつう、業者は使用しない。

以上の理由により、加工や輸送、販売などの過程で人為的に混入させられた可能性が高いと当初から疑われていました。

そして、農薬検出の公表から約1カ月後となる2014年1月25日(土)の18時47分、毎日新聞のホームページに以下の記事が配信されました。

> **＜農薬混入＞契約社員の49歳男を逮捕……偽計業務妨害容疑**
> 水産大手マルハニチロホールディングスの子会社「アクリフーズ」の群馬工場(群馬県大泉町)で製造された冷凍食品から農薬「マラチオン」が検出された問題で、群馬県警は25日、食品に農薬を

> 混入したとして、同工場の契約社員、A容疑者(49)を偽計業務妨害容疑で逮捕した。

(2) 事件の背景

アクリフーズは2012年4月より、準社員を対象とした新人事制度を導入しました。

新人事制度は「職能に応じた3段階の職能ランクを設定して、能力や貢献度を5段階に評価し、昇給と賞与に反映させる」としていました。しかし、新制度に移行した結果、賃金がアップした準社員は約3分の1にすぎず、3分の2はダウンしました。賃金がダウンした準社員のなかにA被告はいたのです。

第三者検証委員会が群馬工場を視察したとき、準社員に対するヒアリングで、準社員は評価する正社員が製造現場にいないにもかかわらず評価されており、給与が下がった準社員は「自分の仕事ぶりのどこがいけなくて評価が下がったのか」が解らず不満をもっていたことが明らかになりました。

ホームページ上に公開された「農薬混入事件に関する第三者検証委員会」報告[2]では以下のようにいっています。

> **職場の状況について**
> - 工場長や製造課長がほとんど現場には入ってこない。
> - 係長、班長、リーダーがあまり現場にいない。事務仕事ばかりしている。

---

2) マルハニチロホームページ:「アクリフーズ「農薬混入事件に関する第三者検証委員会」最終報告(2014年5月29日)」完全版、p.40、p.41(https://www.maruha-nichiro.co.jp/aqli_info/info02.html)

- 現場では一生懸命やっている人もいれば怠ける人もいるが、現場に上位職が不在の為、それに対して指摘をする人がいない。
- リーダーや班長の中にも準社員の人はいるが、そういう人が頑張っている印象がある。社員の人はもっと頑張らなければいけないと思う。
- 5時からラインを動かす為に4時半にはラインに入るが、係長や班長は現場にいないことが多い。

評価について
- 評価する人が現場を見てくれておらず、頑張っても給料が上がらないと思っている。
- 年功型から能力型に変更となったが、仕事内容が見られていない為に努力も評価されず、結局は能力がある人も無い人も待遇が変わっていない。
- 1年に一度の評価面談があるが、良い点や悪い点など評価に関するやりとりは無い。
- 評価シートを書いて提出するが、結果に対するフィードバックが無い。

農薬混入事件について（被告人について）
- ピザ班全体としては特にもめ事もなく、雰囲気も良かったと思う。
- 原因はお金だと思う。
- 自分より半年ぐらい前に入った人と比べて、賞与にすごく差があったと言っていた。
- 賞与のシーズンにはよく不満を言っていた。

実際にA被告は裁判で「後から（工場に）入った人が賞与がよい」ので不満だったと述べています。

第1章　食品への意図的な有害物質混入事件

　なぜ、評価が下がり、給与や賞与がダウンしたかについての理由を、評価する人から、十分に納得できるよう説明されていれば、「自分のここがいけなかったので評価が悪かった」ということを理解させることができたかもしれません。うまくいけば「次回の評価に向けて頑張ろう」と思わせることもできたのです。

　社内の内部コミュニケーションについては、準社員に対するヒアリングで「生産性向上活動は全体で盛り上がっている雰囲気ではなかった。無理にやっている面もあり、負担になっていた部分もある。上の人ばかりが盛り上がっている感じもあった」といっているように、あまり良い状況ではなかったように思われます。

　正社員が製造現場にいないことが多いわけですから、会社の方針や施策が現場に伝わりません。現場の人たちはとにかく製造することだけを考えるしかなく仕事をさせられていたと思われます。また、正社員が現場にいないわけですから、現場の事情がわかりません。そのため、製造機械のトラブルや準社員に製造時などでマニュアル違反があったとしても、すぐには対処できません。幸いなことに、マラチオンが振りかけられた冷凍食品は異常な臭いがするため、購入した消費者は、誰も食べていませんでした。よって、今回の事件で健康被害者は誰もいないのです。

　しかし、9回も農薬が散布されたのに、工場の誰もが異常な臭いがする冷凍食品に気づかず、工場からの出荷をなぜ許してしまったのでしょうか。製品にマラチオンが振りかけられてから包装までの間に、異臭に気づいた準社員はいたと思われますが、正社員が現場にいないため報告や相談ができずに、そのまま流したのではないでしょうか。

　事件当時のアクリフーズは「従業員を大切にする会社ではなかった」のだと思います。その証拠に、営業利益が十分にありながら、準社員の評価制度を導入して、実質的な賃金ダウンを行ったわけです。会社が利益を出しているのに、それを従業員に還元するどころかそれと正反対の

ことを行ったのです。

　会社の存在価値は「従業員とその家族の幸せのためにある」と思います。会社が利益を上げて存続していき、従業員満足が得られれば、顧客満足のために「安全でおいしいもの」を製造する仕事を精一杯行おうと従業員は思うのではないでしょうか。

(3) 流通上の問題点―クライシスマネジメントの不備―

　「農薬混入事件に関する第三者検証委員会」最終報告では、「事態の重要性に対する誤認」の項目で「原因が故意、事故に関わらず、健康に関する危害には迅速な対応が必要であるがそのスピードが非常に遅かった。特にその背景として、健康への影響を過小評価したことは致命的な問題である」と述べられています。

　2013年11月13日、アクリフーズに対し、冷凍食品を購入した消費者から最初の異臭クレームがありました。12月17日、アクリフーズは冷凍食品に農薬が入っていないことを証明しようと、外部の検査機関に農薬検査依頼をしました。その結果が12月27日に出て、マラチオンの検出が確認されました。マラチオンが混入していれば、「それを食した消費者には当然、健康被害が起こる」ことが容易に想像できたのに、すぐに回収はしませんでした。繰り返しますが、回収発表は12月29日の午後5時なのです。消費者に健康被害者が結果として誰もいませんでしたが、27～29日の間に、もし、このマラチオンの混入した冷凍食品を食べて「健康被害者」が出ていれば、今頃会社は存続していないかもしれない事態となっていた可能性もあります。この事実を見ると、「なんと緊張感や危機意識のない会社なのだろう」と思わずにはいられません。

　とはいえ、危機意識が低い一因はマラチオンの毒性評価にもありました。アクリフーズは2013年12月19日の記者会見のときに、マラチオンの毒性について以下のように述べました。

第 1 章　食品への意図的な有害物質混入事件

> **アクリフーズの健康被害予測**
> 「マラチオンは急性毒性は低く、経口投与によるげっ歯類でのLD50(半数致死量。50％ Lethal Dose の略)は様々な報告があり、値も 1,000 〜 10,000mg/kg 体重と幅が広い」との知見を示した。また、最高濃度(1 万 5000ppm)が検出されたコーンクリームコロッケを体重 20 キロの子供が食べた場合、「1 度に 60 個食べなければ毒性は発症しない」を述べた。

　LD50 とは、「化学物質の急性毒性の指標で、実験動物集団に経口投与などにより化学物質を投与した場合に、統計学的に、ある日数のうちに半数(50％)を死亡させると推定される量(通常は物質量[mg/kg 体重]で示す)」のことですが、とんでもない見解です。なぜ、LD50 での評価と体重 20kg の子供を基準にするのか、まったくわかりません。体重 20kg の子供がコロッケを一度に 60 個も食べるはずがありません。なのに、こうした理由で、健康被害を起こすことはなく、安全だとの見解を示したのです。

　化学物質の毒性の評価は、日本では一般的に ADI(毎日一生涯食べ続けても健康に悪影響が生じないと推定される 1 日当たりの量)で表します。そして、その対象は大人(体重 60kg)なのです。

　アクリフーズの見解に対して、厚生労働省は 2013 年 12 月 30 日に「農薬マラチオンが含まれる食品の健康への影響について」[3] という以下の見解を発表しました。

---

3)　厚生労働省ホームページ:「農薬マラチオンが含まれる食品の健康への影響について」(http://www.mhlw.go.jp/file/04-Houdouhappyou-11135000-Shokuhinanzenbu-Kanshianzenka/0000033992.pdf)

1.2 冷凍食品への農薬混入事件（2013年）

> **マラチオンの毒性について**
>
> 国際機関（FAO/WHO 合同残留農薬専門家会議）において評価がなされ、1日摂取許容量（ADI）[注1] 0.3mg/kg 体重／日及び急性参照用量（ARfD）[注2] 2mg/kg 体重／日が設定されています。
>
> 注1) ADI：毎日一生涯食べ続けても健康に悪影響が生じないと推定される1日当たりの量。
>
> 注2) ARfD：24時間またはそれより短時間に経口摂取しても、健康に悪影響が生じないと推定される1日当たりの量。ADI 及び ARfD は動物実験等の結果をもとに、動物とヒトとの差や、個人差（子供や妊婦などへの影響を含めて）を考慮して設定されています。
>
> **今回マラチオンが検出された食品について**
>
> ① アクリフーズが記者会見で発表したように、マラチオンを 15,000ppm（＝15mg/g 食品）含有する食品の場合、体重60kgの人が、当該食品を8gを超えて摂取すると ARfD を超過します。
>
> 2mg/kg 体重 × 60kg ＝ 120mg（ARfD に相当するマラチオン摂取量）
>
> 120mg ÷ 15mg/g 食品 ＝ 8g（コロッケ1個（22g）の場合、約1/3個）
>
> ② また、同様に、マラチオンを 2,200ppm 含有する食品の場合、体重60kgの人が、当該食品を約55gを超えて摂取すると ARfD を超過します（ピザ1枚（93g）の場合、約1/2枚）。

厚生労働省は毒性評価を ADI ではなく、急性参照用量 ARfD（Accute Reference Dose）の評価基準をとりました。急性参照用量とは、食品や飲料水を介して特定の農薬など化学物質のヒトへの急性影響を考慮するために設定されています。ARfD は、ヒトの24時間またはそれより短時間の経口摂取により健康に悪影響が生じないと推定される1日当たりの摂取量で表されます。

この基準でマラチオンを評価すると、「マラチオンが15,000ppm(＝15mg/g食品)含有する食品の場合、体重60kgの人が、当該食品を8gを超えて摂取するとARfDを超過します」となります。要するに、マラチオン15,000ppm(＝15mg/g食品)を含んだコロッケを体重60kgの大人が8g以上食べた場合は健康被害が起こるということです。

以上見てきたように、事件当時のアクリフーズや、親会社のマルハニチロホールディングスの人たちの誰もが安全性に危機感をもたない対応そのものを行い続けたことに驚きを禁じ得ません。「健康被害が起こる可能性があるので即回収する」ということを会社の社長も、工場長も、品質管理の責任者も、誰もがいわないし、判断しない企業で食品が製造されていた事実は、恐ろしささえも感じます。

このようなことを防ぐためには、まず、微生物的要因、化学的要因、物理的要因の危害要因を、科学的知見で判断できる人材の育成が求められます。そして、危害要因情報が入ってきたときには、この担当者が関係者を集めて情報取集を行います。その危害情報が健康を脅かすかもしれない恐れがある場合や健康被害が生じているときには回収を決め、公表します。

「農薬混入事件に関する第三者検証委員会」最終報告にある「6 マルハニチロへの提言」[4]でも以下のようにいっています。

6-3　品質保証機能の強化
① 精確なデータで安全性を保証できる検査体制を確立する。
　　工場検査室の評価や教育訓練、試験方法の標準化を図り、潜在リスクを迅速に抽出するためのモニタリング検査の体制

---

[4] マルハニチロホームページ：「アクリフーズ『農薬混入事件に関する第三者検証委員会』最終報告(2014年5月29日)」完全版、p.8(https://www.maruha-nichiro.co.jp/aqli_info/info02.html)

> を整備する。農薬等の識別能力を全社的に向上させ、重大・突発的トラブルへの対応能力の向上を図る。
> ② ISO等の仕組みや考え方を形式的ではなく実効性を高めて取り入れ、客観的で透明性のある組織的な品質保証活動の運用を図り、社内およびグループ会社の品質保証に関わる活動の継続的改善を推進する。
> ③ 品質保証に関する規程他、重要文書の定期的な見直しの実施とグループ企業への周知徹底を図る。
> ④ 食品衛生・関係法令等に関する階層別の教育研修の実施を図り、社内資格制度などにより、実効性のある知識と応用力、判断力を備えた専門家を育成する。

　重大事故や事件が起きる恐れがある場合や起きたときのためにクライシスマネジメントを構築していかなければなりません。ここで、クライシスマネジメントとは、「危機に陥った際に被害を最小限にする取組み」のことです。

　重大事故（食中毒、健康を害する意図的でない異物混入など）や事件（意図的な毒物等の異物の混入など）の情報が入ってきたときに、まず、やらなければならないのは、緊急対策本部を開いて、事件・事故に対する迅速な対処を行うことです。負傷者や被害者が出ていれば救助が最優先です。とにかく、まず、病院に行って治療をしてもらうことが重要です。そのときに「治療費はどうしてくれるのか」といわれたら、「当社の製品に原因があれば、当然治療費はお支払いします」と答えます。何よりも一刻も早く治療をしてもらうことを優先するのです。

　次に、被害が出ている同ロット製品が市場にあるようであれば被害の拡散防止のために回収します。回収を発表する前には、行政機関に報告、相談をして、指導された内容に対応することを優先させます。今回のア

第1章　食品への意図的な有害物質混入事件

　クリフーズの事件でも、行政機関への適切な報告が行われていませんでした。なにせ、回収の発表が12月29日の午後5時です。行政機関は年末の御用収めをしていて、休みに入っています。12月13日に、「酢酸エチル、エチルベンゼン、キシレン、他3物質」が検出されたときか、あるいは12月27日にマラチオンが検出されたときに、行政機関に相談していれば、対応はもっと速やかにできていたと思います。

　事件・事故への速やかな対応が一段落したら、その原因の調査を行い、事実を確定させ、対応策を考えましょう。

　事故・事件の原因と対応策が確定したら、次は関係者に対する説明責任の遂行です。「被害者への説明」「監督官庁への説明」「報道機関への対応」「取引先対応」「その他関係者への説明」を丁寧に行わなければなりません。

　クライシス時の対応は先手必勝です。早ければ早いほど、被害が少なく済みますが、最初のうちは企業に対する批判が出てきます。また、事前の対策が不十分であったことも批判されます。余分なコストが発生するかもしれません。しかし、誠実さに勝る対応はありません。最終的に、社会は企業の良心や誠実さを感じて、高く評価するため、逆に信頼が高まります。

　しかし一方で、クライシス時の対応が後手に回ると企業の存続にかかわる事態になる可能性があります。沈黙を守り事実を伏せていれば批判されないかもしれませんが、一度隠蔽すると嘘が嘘をよぶ悪循環に陥ります。これが発覚すれば組織そのものが厳しい批判を受けます。弁明を試みても不信感だけが膨らんでいきます。軽率な言動があれば報道機関がこれを大きく取り上げます。

　最初の不誠実さが新たなクライシスを連続的に生み出していき、結局収拾がつかなくなって企業の信用は地に落ちます。そうなると企業の倒産や解散を余儀なくされます。

これについても、「農薬混入事件に関する第三者検証委員会」最終報告の「6 マルハニチロへの提言」で、以下のようにいっています。

6-4　危機管理への備え

① 事故・事件が発生した場合の対応策、回収判断、回収ルート、広報体制等の危機管理規程、行動指針等を策定し、他部署も参加する定期的な現場演習（シミュレーション）を行う。

② 組織改革を踏まえ、回収判断を決定する社長―リスク管理統括部・担当上級役員のリーダーシップを常日頃から明確にし、準備をしておく。

③ 危機管理時の消費者への情報伝達ルートの確保に留意し、常日頃からメディアとの連携を深め、ウェブサイトでの情報発信の充実にも努める。

④ 顧客の声を社長以下、関係社員一同によって共有化するシステムを構築する。

⑤ 食のリスクの観点から、顧客苦情の分類、整理を定期的に行い、解析して対策に役立てる。

⑥ 内部通報制度を有効活用することにより、埋もれてしまうかもしれない社員の不安や不満を把握し、社長以下関係役職員一同で情報を共有化し、適切な措置を講じることにより不安や不満の解消を図る。

1.2.3　企業で行われるべきフードディフェンス

フードディフェンス（食品防御）とは「食品への悪意をもって意図的に農薬等へ異物が混入される事態を防止する取組み」です。

具体的な防御策としては、従業員の管理のために、監視カメラの設置、ICタグでの監視、ボディチェックの実施などが提唱されています。「従業員は食品への悪意をもって意図的に農薬等の異物を混入することがあ

ること(性悪説)を前提に監視をしなさい」という考え方です。しかし、このような考え方をする組織のなかで従業員は生き生きと働けるでしょうか。いつも上司の目を気にしたり、監視カメラを気にしたりして働かなければならない状況で、お客様のために「安全でおいしいもの」をつくろうという気にはならないではないでしょうか。むしろ、信用されないことから会社に対する不満が溜まり、食中毒の恐れが生じたり、金属やガラスなどの異物混入が起こったり、食品安全への取組みが不安定になるのではないでしょうか。

　フードディフェンスの目的は従業員を監視することで達成されるのではありません。企業のトップが全従業員に企業理念や品質方針を全社に浸透させることで達成されるのです。また、トップがリーダーシップを発揮して、率先して内部コミュニケーションを豊かにして、「わが社は従業員とその家族の幸せのために存続している」ことを絶えず明確にしておくことが重要です。そのようなことを続けていけば従業員満足が生まれ、「お客様のために安全でおいしいものを、心を込めてつくろう」という気持ちになります。そうすると、その企業は事業の業績が上がり、会社は維持・発展していくのです。

　食品製造で最も重要なことは「フードディフェンス」そのものではありません。あくまで、お客様に支持される「安全でおいしいものを」つくることなのです。

第2章

❖

フードディフェンスと食品衛生7S

2.1 食品衛生7Sの概要

2.1.1 工業5Sから食品衛生7Sへ

　5Sとは整理(Seiri)、整頓(Seiton)、清掃(Seisou)、清潔(Seiketsu)、躾(Shitsuke)のことを意味します。ローマ字にするとすべて"S"で始まることから、これら5つのSを指しています。実際、海外でもファイブエスとよばれ、各国の製造現場でも活用されています。5Sは日本の自動車産業や電機産業などの工場で作業の標準化といった改善活動などに活用されてきました。日本の自動車や電化製品は、1台でも多く、1秒でも早く、1つでも多く安定した品質で製品をつくることが求められてきた結果、安くて壊れにくく高品質な製品の生産システムを実現してきたのです。

　5Sの具体的なやり方ですが、工場のなかを整理整頓して不要なものを撤去し、要るものを定置管理して、使いやすい状態にしておいたうえで清掃を行い、清潔な環境を維持していくのです。つまり、整理、整頓、清掃で作業環境を清潔にして、それを躾で維持・発展させていくのです。このように、5Sは工業分野の工場で構築、発展してきたので、以下、「工業5S」とよびます。

　工業5Sは、部品や道具の管理を、改善を重ねて徹底して行い、生産活動のムリ・ムダ・ムラを減らし、効率化させることがその目的となります。そのために作業現場から不要なものを撤去する「整理」を行い、必要なものを速やかに使いやすくするために定置・定量管理する「整頓」を実施し、作業がしやすい環境を整えるためにゴミやホコリのないように「清掃」をして、きれいな状態を維持する「清潔」を実行します。そして、これら4つのSを「躾」で維持・発展していきます。

　工業5Sでは清潔は見た目の清潔さで十分です。清掃は「掃除機で吸

2.1 食品衛生7Sの概要

う」「ウエスで拭く」「ほうきで掃く」程度でよいのです。しかし、これが食品工場の場合、工業5Sレベルの清掃では微生物の制御が実現できず、食中毒事故が発生する可能性が高くなるため、安全な製品はつくれません。そこで、「清掃に洗浄と殺菌を含める」ために、2004年に日本規格協会から『食品衛生新5S』を出版することで、食品衛生新5S(整理、整頓、清掃(洗浄、殺菌を含む)、清潔、躾)を提案しました。その後、有害微生物の制御のために洗浄と殺菌も独立して重要な手段であるとし、2006年に『食の安全を究める食品衛生7S(導入編)』『食の安全を究める食品衛生7S(洗浄・殺菌編)』『食の安全を究める食品衛生7S(応用編)』(いずれも日科技連出版社)を出版し、「整理、整頓、清掃、洗浄、殺菌、躾、清潔」の「食品衛生7S」を衛生管理手法として提唱するに至りました。

食品衛生7Sでは、整理・整頓を行うことで確実に清掃を行うことができる環境を構築します。そして、洗浄・殺菌を行うことで微生物の制御を行います。これを躾で維持発展させることで微生物レベルの清潔という目的を達成することが可能となります。

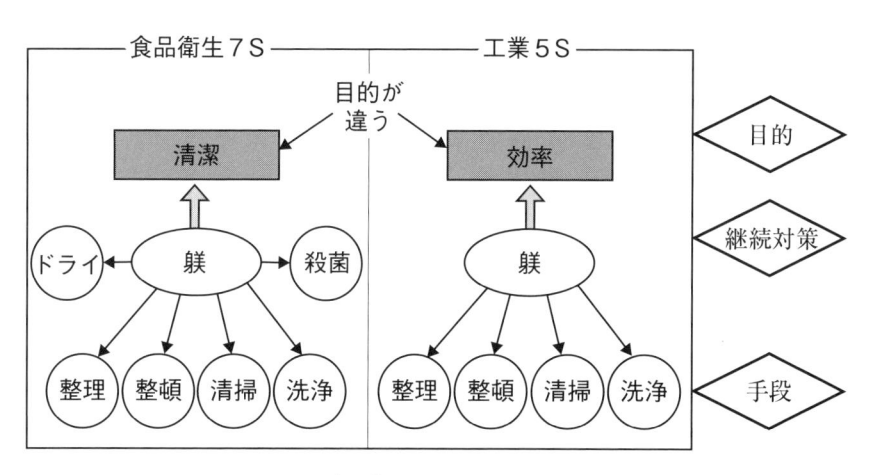

図2.1 食品衛生7Sと工業5Sの違い

食品衛生7Sでは「S」にはならないものの微生物制御のために「ドライ化」が重要な手段となるため、手段の1つとして位置づけて躾を行うことで維持するようにします。

工業5Sと食品衛生7Sの違いについては、**図2.1**を見てください。

2.1.2 食品衛生7Sの定義と目的

(1) 整理

整理とは「要るものと要らないものとを区別し、要らないものを処分すること」です。食品衛生7Sでは整頓と合わせて次に行う清掃・洗浄・殺菌の前提条件と位置づけられる重要な活動です。なぜなら、製造現場において不要なものがあり、それらが識別されずに、そのせいで作業のための動線も確保されていないような環境では、現場の隅々まで清掃・洗浄・殺菌ができず、こうした作業がいい加減になってしまうからです。よって、整理を行って不要なものを現場からなくし、空間の確保を行うことはほかのSを実行するための前提条件となります。

(2) 整頓

整頓とは「要るものの置く場所、置き方、置く量を決めて、識別すること」です。整頓の場合、この「識別する」ことを留意しないため、定位置に工具が戻らなかったり、何か足りなくなっても何がなくなってしまったのかわからなかったりすることが起きてしまいます。それを防ぐためには、**写真2.1**のような工夫が必要です。**写真2.1**では、工具とボード両方に名称を表示し、さらに影絵もつけて使用後も確実に戻ってくるように工夫されています。このように必ず元の状態に戻ることができるレベルに達して、初めて「整頓できている」といえます。整頓を行うためには、新入社員をはじめ、誰が見ても理解できるように色や形状、表示を工夫して識別することが必要です。

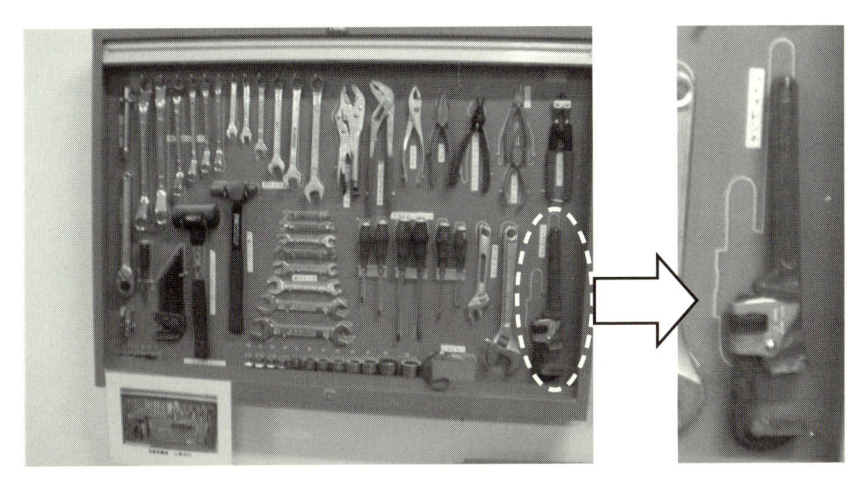

写真 2.1　整頓された工具

(3)　清掃・洗浄・殺菌

　清掃とは「ゴミやほこりなどの異物を取り除き、きれいに掃除すること」であり、洗浄とは「水、湯、洗剤などを用いて、機械や設備などの汚れを洗い清めること」であり、殺菌とは「微生物を死滅、減少、除去させたり、増殖させないようにすること」です。食品衛生 7S の求める清掃・洗浄は「見た目のきれいさ」だけではなく「微生物制御を考慮したレベル」が求められます。

　清掃・洗浄・殺菌は日常の製造活動の後に行うことが多いので、ついつい「ついで仕事」という感覚で捉えがちですが、「製造が終わった後の片づけではなく、安全な食品を製造する準備のため、始めにするもの」という意識で取り組まなければ、確実な活動になりません。また、清掃・洗浄・殺菌は誰がいつ行っても同じレベルのものができなければなりません。そのためにも、重要となるのは次の3点です。

　① 　清掃・洗浄・殺菌のための人・時間の確保をする経営判断。
　② 　日常の清掃・洗浄・殺菌方法の明文化(マニュアル・手順書の

作成)。
　③　定期の清掃・洗浄・殺菌方法の明文化(マニュアル・手順書の作成)。

　日々の限られた時間で必要最低限の清掃・洗浄・殺菌を行うと経時的に清潔度は下がります。そこで、目的とする清潔度の下限に至る前までに大掃除(定期清掃)をします。この繰返しによって微生物レベルの清潔を維持していく体制を構築することが実現できるのです。

(4) 躾

　躾とは「整理・整頓・清掃・洗浄・殺菌におけるマニュアルや手順書、約束事、ルールを守ること」です。躾という言葉はどうしても道徳的な印象が強いのですが、食品衛生7Sの躾は「決めたことを守ること」です。つまり、守るべきことをマニュアルや手順書で文書化するなどして明確にするところから始まります。そして、次に示す「躾の3原則」を実行することで躾はうまくいきます。
　①　ルールを知っていて、ルールを守らないなら、厳しく叱る。
　②　ルールを知っているが、ルールが守れないか守りにくいなら、ルールを見直したり、改訂し、ルールをうまく守れれば褒める。
　③　ルールを知らなかったなら、納得するまでルールを教える。

　「決められたことを守る」ということは、フードディフェンスにおいて前提条件となります。あらゆる危害を防除するためにルールはつくられます。そして、そのルールが正しく機能するためには「決められたことを守る」躾が不可欠となります。例えば、薬剤は施錠管理し、使用の都度開錠してその量を確実に記録するなど当たり前のことを着実に行うのです。このように当たり前のことを日々必ず行っていくことこそが、食の安全を守るための第一歩となるのです。

(5) 清潔

　清潔とは、「整理・整頓・清掃・洗浄・殺菌を躾で維持し、発展させている製造環境」のことです。食品衛生7Sの清潔は見た目だけではなく、微生物レベルの清潔な状況であり、このことによって食品の最大の敵である微生物を制御し安全を維持していくのです。

　微生物レベルの清潔を目標とし、食品衛生7S活動を通じて自分たちが主体となって活動することで職場改善が進んでいくと、仕事が楽しくなってきます。そうなれば、「もっと職場を良くしていこう」という意識が高まり「無意識の意識改革」が実現します。こうして、職場に活気が溢れ、食品衛生の維持・発展が実現されるのです。

2.2 食品衛生7Sの効果と強さ

2.2.1 食品衛生7Sはフードディフェンスの土台

　フードディフェンスで最も難しいのは、直接製造にかかわる組織内の従業員が「意図的な行動をとらないようにする」ということです。数百台の監視カメラや立ち入り制限箇所の幾重の施錠などハード面で防ごうとしても悪意をもって行動しようとする者は、あらゆる手段でもって行動に移すので、そのようなことだけで歯止めをかけることは難しいのです。よって、従業員の内面を正しい方向、つまり「食の安全を守る」という意識へと導き、育成することでしか食品事件に対する防御策はありません。

　食品衛生7S活動では、トップの掲げる方針のもと全従業員が改善活動に参加することで職場改善が実現します。食品衛生7S活動の結果、自分の仕事と職場に自身と誇り、そしてやりがいをもてるようになって、従業員満足が生まれてくるのです。当然、このような職場では悪意をもって意図的な行動をとる者はいなくなります。このように食品衛生7Sは従業員満足をもたらし、結果としてフードディフェンスの土台となり得るのです。

　では、食品衛生7Sがどのような効果をもたらしながら従業員満足を実現していくのかを以下に述べます。

2.2.2 トップの導入宣言と率先垂範の効果

　食品衛生7S活動を展開する組織のなかでは、1人でも不届き者がいてはなりません。何百人の従業員のなかでたった1人が過ちを犯してしまっただけで、自社の信用は崩れてしまいます。組織全体で食の安全を守るためには、決められたマニュアルやルールを全員が守ることは必要

最低条件です。このためには、全員が食品衛生7S活動に取り組むべきであり、そのためにはトップの強力なリーダーシップと率先師範が不可欠です。

　食品衛生7S活動を行うとき、まずトップが食品衛生7S導入宣言を行い、「この活動をなぜ行わなければならないのか」について自らの言葉で方針・ビジョンを従業員全員に伝えなければなりません。具体的には、食品安全の基本方針を文書化して、それを看板などにして全員が見やすいところに掲示することがよく行われています。これと同時に、全員参加型のキックオフ大会を開催し、「なぜ食品衛生7Sが必要なのか」を直接伝えて、トップの本気を示し、今後の活動における迷いを取り除いて、継続的な進捗が実現できるよう方向を示すことも必要です。

　実際に食品衛生7Sを導入している企業の事例として、トップは以下のような考えをもって取り組んでいます。

> ■漬物会社の例
> 　企業の経営において、収益を追求するのは当然です。しかし、食品メーカーにおいては、それを最優先にしてしまうとさまざまな問題が出てきます。例えば、生産することだけが重んじられ清掃不足が起こり、不衛生な製造環境から食中毒が発生したり、あるいは配合間違いやライン切替え時の洗浄不足によるアレルゲンコンタミネーション問題などが起こったりします。最悪の場合、意図的な産地偽装事件や、中国の天洋食品における冷凍食品への農薬混入事件のような労使問題に起因する有害物質の混入事件に発展しかねません。食品メーカーとしてこのような問題が起きては元も子もありません。そこでこのような問題を未然に防止する意味でも取り組んできたのが食品衛生7Sです。

第2章 フードディフェンスと食品衛生7S

■畜産会社の例

　経営者の第一の責務は自社が反社会的な行為や行動に加担しないようにすることだと考えています。さらに、食品企業においてはこれに消費者の食の安全を守るということが大前提であると確信しています。この大前提を抜きにした企業活動は短期的に大きな収益を生むことはあっても、露見すれば企業が破滅に追い込まれ、従業員が失業することは明白です。企業はたとえ細くとも健全に長く存続することがその使命です。そのため、食品安全への取組みが必須だと考えています。食品衛生7Sの活動は、衛生管理をしっかりしたものにするための基礎になるということから、企業存続の大きな鍵だと確信するに至り、この活動を強力に推進しようと決意しました。

■菓子会社の例

　2000年の大手乳業メーカーの食中毒事件以後、消費者の食品に対する安全・安心の意識が変化してきました。特に2007年には洋菓子メーカーによる賞味期限切れの原料の使用問題、老舗餅メーカーによる、製造年月日、消費期限の改ざん問題、クッキーメーカーによる賞味期限改ざん問題が立て続けに起き、食品の安全、特に菓子に対する信頼が大きく揺らぎました。

　おいしいだけではお得意様はじめ、消費者にも支持されなくなってきました。もし、商品事故が起こったり、法令違反があったときには、会社の存亡の危機に直面します。会社を持続させなければ従業員の幸せは守れません。そのような危機感をもって、会社が持続するための仕組みや風土をつくる必要があるとの決意を固めました。

トップが次にしなければならないことは、決めたことを自らが率先垂範することです。「トップは方針を示すだけ。実際の活動は専門チームに任せて自分は蚊帳の外」というやり方では組織全体が一丸となって取り組むことはできません。組織の向かうべき方向性を自らが行動で示すことで全員参加の活動になるのです。そして何より、トップ自らが率先して決められたルールを守り通すことが、ルール違反の防止に対する大きな抑止力となってきます。こうして、トップの本気度を示すことで組織内の一体感も高まってくるのです。

2.2.3 全員参加の効果

食品衛生 7S を導入して最初に見られる効果は人づくりです。トップの方針のもと活動の全員参加によって従業員の意識が変わってきます。ある企業の取組み事例として以下のような報告がありました。

> ■乳製品会社の例
> 現場の改善活動が進んでくるに従い、委員会に参加していない従業員から「台車やバット（プラスチック容器）をライン引きして管理したいのですが、いいですか」と、自分たちで改善箇所を見つけ改善していく動きができてきました。これには、感動しました。指摘されたから改善するのではなく、自分の部署を良くしたいという意識からだと感じました。

食品衛生 7S 活動がつまずく事例には、製造現場が活動の舞台となるため、運営して行くなかで製造関連部署だけで活動するケースや、一部の管理職だけで運営されることが導入初期段階で見られるケースがあります。こういったケースではトップが掲げた食品の安全についての方針が一部だけにしか浸透しないので、食の安全を意識できる人づくりが実

現できません。ルールは1人残さず全員が守ることで有効に機能し、その存在意義を従業員全員で再認識できるものなのです。

　食品衛生7Sで最初に行う活動は整理・整頓です。前節でも述べたとおり、この2つのSはその後の清掃・洗浄・殺菌を確実に実施するための前提条件となります。また、次の清掃まで確実に実施できればゴミや汚れもなく、視覚的に非常にすっきりとした、いわゆる目に見えるレベルの清潔な職場環境がつくられてきます。そうすると余計なことに気をとられず仕事に集中でき、ルールやマニュアルに従った正しい作業ができます。

　こうして、整理・整頓・清掃によって目に見える清潔の重要性を認識していくと、快適な場を構築していくことに自ら気づくことができます。

　以下に具体例を挙げます。

■惣菜会社の例
　最近では、自分たちの現場を見回って問題点を発見し、社内改善事項として現場に指示をして、改善するという活動が実践されています。今まで清掃されていなかったような備品ケースや、工場内の隅や棚の後ろなどゴミが溜まりやすいところが定期清掃されるようになり清潔な状態が保たれるようになりました。

　整理・整頓・清掃の結果、職場内に落ちているゴミも自ら拾ったり、ゴミや汚れが広がらないような作業改善をしたりなど、「自分の職場を良くしたい」という自主的な活動につながる意識が自然と醸成されていき、従業員は自らよく考えて仕事をする知的労働者へと変わっていきます。

　食品衛生7S活動が少しずつ定着していくと、自分たち仕事に対してやりがいが生まれ、職場に対して深い愛着が芽生えてきます。「自分た

ちの職場が改善できるのであれば、努力してみよう」という積極的な意識を職場にいる全員が共有し、会社全体が変わってきます。

以下は、ある取組み企業による意識変化に関する事例です。

> ■惣菜会社の例
> 社員からパート従業員への改善のお願いに対して、今までは「できない」の一点張りが多かったのですが、最近では「わかりました」と快諾してくれるようになりました。リーダーとなるパート従業員がほかの従業員に対して指示や指導をしてくれるようにもなりました。その結果、リーダー以外のパート従業員も積極的に行動してくれるようになりました。

このように、それぞれの立場や部署に関係なく、食品衛生7S活動に取り組むことで全員が参加することで組織全体が高い意識をもてる風土へと変わっていくのです。

2.2.4　企業の利益向上と従業員満足

食品衛生7Sは微生物レベルの清潔を目標としているのですが、活動を維持・発展させていくと、その結果として利益が向上し、活発な事業活動を展開できるようになります。

この特徴は、食品衛生7Sが効率化を目的とする工業5Sから生まれてきているところに起因します。よって、食品衛生7Sにもとづく改善活動はムリ・ムダ・ムラの低減にも効果を発揮するのです。作業効率や歩留りの向上、残業代の低減による人件費の削減、また、先入先出を基本とした原材料や仕掛品、製品の適切な管理が実現し、製造原価が低減して適正な利益を確保することが可能になります。

以下は、取組み企業の報告です。

第2章　フードディフェンスと食品衛生7S

> **■畜産会社の例**
> 食品衛生7Sに取り組んだ結果、問題点を早期改善できるようになり、全体のマネジメントがスムーズになってきました。食品衛生7Sを進めていくうちに「当たり前のことが当たり前にできる」ようになったため、全体のマネジメントがやりやすくなったのです。このため、人時生産性が前年比104.2％と、わずかですが向上しました。

> **■漬物会社の例**
> 食品衛生7Sの管理手法は全従業員にとって社内のコミュニケーションツールであり、社風を変えるくらいの成果をもたらすといっても過言ではありません。活動の結果、得意先からの信頼向上、それにともなう新規取引先の獲得などに結びつきます。取組みを始めた当初では思いもよらなかった経営的な効果をもたらしました。

また、清潔な職場環境を維持することは、強力な営業活動につながる効果もあります。
以下は、ある取組み企業の報告です。

> **■給食会社の例**
> 食品衛生7S活動を始めてから1年後、「製造の現場を見せてほしい」と、ある私立学校の先生方から声をかけていただきました。会社の見学をした後、「とても衛生的な工場だ。こういう工場を維持している会社を探していた」と評価をいただきました。その結果、ふつう業績がないと参加できない中学校給食の入札に参加するこ

とができました。

　食品衛生7S活動が盛んに行われていれば、従業員も満足して働くことができます。そのため自然と誰にでも明るい挨拶ができるようになります。また、現場に入れば微生物レベルの清潔が維持できているので、既存の取引先や新規の顧客に好印象をもってもらうことができ、信頼も厚くなり、既存取引量や新規取引の増加につながっていきます。

　こうして、そこで働く従業員たちは継続雇用の不安をもつことなく安心して毎日の活動に従事することができ、安全で高品質な製品をつくり続けることができます。企業は従業員の生活を守るという大きな社会的責任を担っていますが、食品衛生7Sはこれを実現していくために有効に機能します。

2.2.5　食品衛生7Sの強さとは

　食品衛生7Sは微生物レベルの清潔を目的とするのはこれまで述べてきたとおりですが、ただ環境が清潔になるだけではなく、躾を通じて一人ひとりの心がけを養成し、その養成された心で整理・整頓・清掃・洗浄・殺菌を実施していくものであるというソフト面の改革効果が大きいのです。

　以下は、ある食品衛生7S取組み企業の担当者からの意見です。

> ■製菓会社の例
> 　ルールや規則があっても実行するのは「人」です。いい製品をつくるのも「人」です。そんな「人」を育てることが一番難しい課題ではないでしょうか。これからもその課題にチャレンジしていきますし、そうすることで従業員みんなが製造した製品をより

第2章　フードディフェンスと食品衛生7S

> 多くのお客様に喜んで食べていただきたいと思っています。

　企業は人によって構成されていますので、従業員の食品の安心・安全に対する意識改革がどこまで進んでいるかが、その企業の強さになってきます。これなしに有効なフードディフェンスは実行できません。食品衛生7Sの強さは、最も管理や制御が難しい「従業員の内面における改革」が実現できることにあります。

　食品衛生7Sは人材や資金を一気に集中させたからといってすぐに発展するものではありません。実際に取組みをしている各組織の経験からみて、無駄なものが現場からなくなり、必要なものを探す時間が短縮され、倉庫の先入先出が実現するのに、3～5年はかかります。これを初級レベルとすると上級レベルでは従業員の意識改革が起こり、従業員満足が維持された状態になるので生産性の効率化が見られ、顧客からの信頼が向上してきます。こうして、結果的に上級レベルまで達すると売上

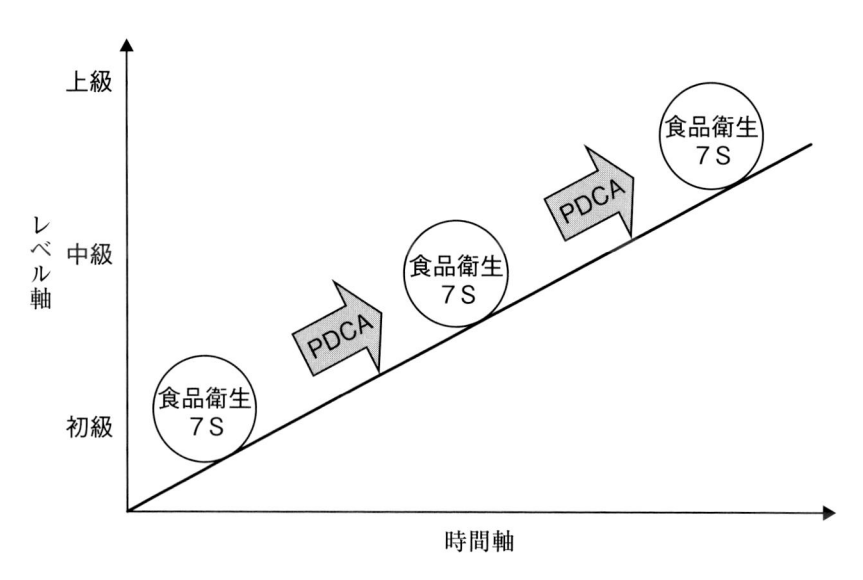

図2.2　成長する食品衛生7S

げが増加し利益も確保されてくるのですが、この状態に至るまでには7〜10年はかかります。そのため、トップはある程度の辛抱も必要となってきます。社内にしっかりとした土台をつくるためには亀の歩みでもいいので、後退することなく一歩一歩確実に進めていくしかありません（図2.2）。そのために、年間や月間レベルで計画を立て（Plan）、それにもとづいた活動を展開し（Do）、現場パトロールで状況を確認し（Check）、計画どおりいっていない点や改善をしなければならない点を改める（Act）というPDCAサイクルを回していくことが重要です。

　フードディフェンスの土台となる食品衛生7Sには近道はありません。基礎を固めて徐々に改善を積み上げ、ゆっくりとでも確実な活動にすることが重要なのです。

ant
第 3 章

❖

「躾」で防ぐ食品事故

3.1　日本人の性格と価値観

3.1.1　日本再発見

　日本は、ユーラシア大陸の東側にある南北に細長い島国です。日本の気候は、ほとんどの地域は温帯に属していますが、南西諸島は亜熱帯、北海道や東北地方は亜寒帯になります。季節風の影響で、春夏秋冬の四季がはっきりしていて、北海道を除いた地域では梅雨があります。梅雨の時期の雨や冬の雪により、年間降水量は多く水に恵まれた国です。水道水は軟水なので飲んだり、水で洗った野菜や果物をそのまま食べたりできるほど、おいしく安全な水です。また、レストランでは、無料でお水を出してくれるサービスが当たり前です。しかし、海外ではお水でも有料なので、これは日本特有の珍しいサービスです。そのため、日本では「水と安全はタダ」といわれています。

　豊かな自然からの恵みのおかげで日本の農業生産額は世界のトップクラスです。2005年時点には826億ドル（8兆円相当）となり、中国・米国・インド・ブラジルに続き、世界の第5位でした。日本は、自動車やエレクトロニクスなどの工業分野と同じくらい優秀な農業国です[1]。

　日本政府は、ユネスコ（国連教育科学文化機関）に対し、和食を無形文化遺産にするために提案していましたが、2013年12月に新規登録が認められました。日本の伝統的な食文化である和食は、健康食として米国や欧米からも評価されています。食の分野においても、四季折々の自然との生活のなかで、独自の美意識を育んでいった日本らしい美徳があるでしょう。

---

[1]　浅川芳裕：『日本は世界5位の農業大国　大嘘だらけの食料自給率』、講談社、2010年

筆者が日本の良さや日本人の特有の性格を再認識したきっかけは、2011年3月11日に発生した東日本大震災後に日本人の行動を見た外国人の目線を知ったことでした。外国メディアから配信される報道内容は、日本人が調和を保ち、立ちなおろうとする力強さを伝えていました。震災時に暴動・放火や略奪などの犯罪もなく、静かに配給に並び、当たり前のように行動する礼儀正しさ、我慢強い姿に「日本は地球上に残った唯一文明のある国」[2]だという驚きと賞賛の声が上がっていました。当時、筆者も震災復旧作業にかかわり、現地での支援活動を行いました。自分の目で見た被害状況は、言葉にできないこともありました。当時の助け合う様子は、危機的状況下でも礼儀と忍耐を忘れない日本人の底力を感じました。それは、日本人が思ってもいなかった日本の良さを自覚するときであったとも思います。

3.1.2　安全で安心して生活できる日本

　英国の『エコノミスト』紙が24項目にわたって世界各国を分析して、世界の国と地域の治安や情勢などさまざまな要素を数値化し、安心して生活できる場所を示した「世界平和度指数」(Global Peace Index)[3]というものがあります。主な評価項目は、殺人事件や暴力犯罪の数、受刑者数、戦争や内戦の有無、軍事費、軍人数、難民数などのわかりやすい数字だけでなく、目に触れにくい要素である政治情勢、隣接国との関係、テロ活動の潜在的可能性、兵器の輸出入量、武器の入手しやすさ、国連介入度などです。これは、治安が良い悪いというランキングでなく、安心して暮らすことのできる国であることを表すランキングだと思います。

---

2) Japan Shows More Class In A Crisis（http://www.youtube.com/watch?v=gB5TrBixv0Q）
3) INSTITUTE FOR ECONOMICS & PEACE：Vision of Humanity（http://www.visionofhumanity.org/#/page/indexes/global-peace-index）

第3章 「躾」で防ぐ食品事故

日本はこのランキングに、2007年から2013年まで、すべてトップテン入りをしています。2014年度版「世界の平和な国ランキング」[4]では、第1位がアイスランド、第2位がデンマーク、第3位がオーストリアとなり、日本は162カ国中で第8位にランクインしています。これは、もちろんアジアのトップです。アジア諸国では、第16位がブータン、第25位がシンガポール、第28位が台湾となり、第52位が韓国、第108位が中国となっています。日本は、とても安心して暮らせる国として、世界に誇れる国です。私たちが日常的に安心して暮らすことができることは素晴らしいことなのです。

　私たちの日本が海外に誇れることをいくつかまとめてみます。まず、外国人が驚くのは、路上に自動販売機がたくさん並んでいること(**写真3.1**)ですが、私たちにとって不思議なものではありません。しかし、外国人がいうには、「もし自動販売機が母国にあってもすぐに中のお金を盗まれてしまう」のだそうです。つまり、外国では大きな金庫にお金を

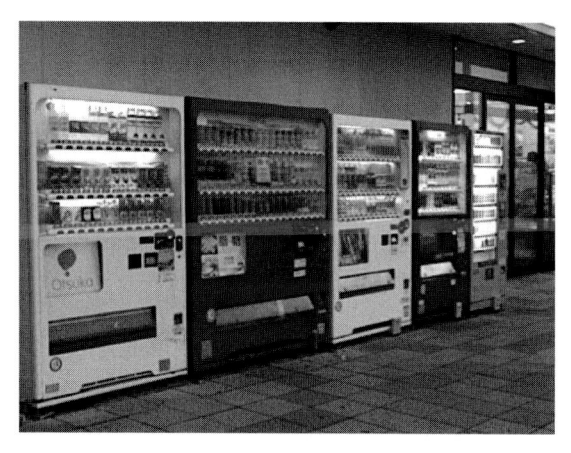

写真3.1　高速道路ドライブインに設置された自動販売機(筆者撮影)

---

4) INSTITUTE FOR ECONOMICS & PEACE：Vision of Humanity「JAPAN」(http://www.visionofhumanity.org/#/page/indexes/global-peace-index/2014/JPN/OVER)

入れて野外に放置しているのと同じなのです。

　地方や田舎で見かける無人販売があります。これは、お客様自身が自分で箱にお金を入れて、欲しい品物を購入する販売方法です。また、店番が誰もいない店舗もあります（とはいえ、大声で呼ぶと店の奥から店番の人が出てきます）。これらは、お客様を信用して、「誰も盗らない」「料金をごまかさない」という信頼関係がある日本でしかできない販売方法かもしれません。

　ほかにも日本では、フードコートなどで席に荷物を置きっぱなしにして、食事をとりに行っても安全です。ズボンの後ろのポケットから大き目の財布がはみ出している人をたまに見かけますが、誰もスリの心配をしていないのでしょう。ある飲食店でデジカメやスマートフォン、財布、パソコンなどの高価なものを忘れた場合でも、次に座った客が店員に預けて店が保管しているので自分の手元に戻ってきます。日本で生活をしている外国人でも、そのような感覚が日常のものとして身についていくのではないでしょうか。盆踊りに遊びに来た筆者の友人（米国人）は、「子供と盆踊りをする」といって、自分の荷物を置いたまま踊りの輪のなかに入って行きました。小さな子供さんと2人で楽しく踊っている様子を見ていると、日本という国はとても平和な国であると感じました。もちろん、荷物の番は筆者がしていました。

　インターネットニュース[5]に、面白い記事が配信されていました。記事は米国南部オクラホマ州に住む農家を営んでいる53歳のケビン・ホイットニーさんの話です。記事によれば、2013年10月、穀物のなかに落としたiPhoneが、2014年6月にケビンさんの手元に無事戻ったそうです。ケビンさんは穀物をトラックから倉庫に移す間に、うっかりシャ

---

5)　産経新聞：「「信じられない」紛失スマホ、日本から戻る　8カ月経て米男性の手に」、2014年7月9日配信（http://sankei.jp.msn.com/world/news/140709/amr14070912050007-n1.htm）

ツのポケットからiPhoneを落としてしまいました。iPhoneは、そのまま127トンもの穀物のなかに消えてしまったのです。彼は「落としたiPhoneを見ることは決してないだろう」と思ったそうです。iPhoneが紛れ込んだ穀物は、ルイジアナ州の集積所に運ばれ、日本行きの船に積まれました。そして、行き先の北海道の製粉所でiPhoneは発見され、発見者がルイジアナ州にある全国農業協同組合連合会（JA全農）の関連会社の責任者に返送しました。責任者は、iPhoneを充電し、起動させて連絡先を見つけて、ケビンさんの手元に無事に戻したそうです。iPhoneには、落とす3カ月前に撮った娘の結婚式の写真が保存されていたため、諦めきれずにいたケビンさんは「捨てずに送り返してくれるなんて、信じられない」と大喜びだったそうです。

　この記事を読んで、「日本は本当に安心できる国だ」と思わないでしょうか。日本国内は安心して生活ができる治安が維持されており、平和な国であることを忘れてはいけません。

3.1.3　日本人の特徴

　日本人には、職人気質があり、何事にも細部にこだわって、とことん極めようとする面があります。外国人の目線から見た一般的な日本人の性格面での特徴は、以下のとおりです。

① 礼儀正しくきちんと挨拶をする。
② 秩序にこだわる。時間や約束を守る。
③ 美意識が高く、綺麗好きである。
④ 仕事が丁寧で細部までこだわる。
⑤ 自己主張や自己表現が下手である。
⑥ 集団行動を好む。
⑦ 創造性に溢れている。
⑧ 「もったいない」という倹約意識がある。

3.1 日本人の性格と価値観

　日本人の性格を考えるには、時間どおりに運行される鉄道や電車を見れば、よくわかると思います。1964（昭和39）年に開業し、時速200kmで世界初の高速鉄道を実現した新幹線は、2011（平成23）年度の実績で年間約12万本を運行しています。1列車あたりの平均遅延時間は、なんと36秒です[6]。ただ速い高速鉄道ではなく、開業以来、乗客の死傷事故ゼロの記録を誇る安全面での実績もあります。到着の3分前にホームに整列する東海道新幹線のお掃除のスタッフは、1両につき2人で対応します。折り返し運転をするために10分間の停車中に、彼女らはわずか7分間でゴミのない清潔な車内にします[7]。安全だけではなく、快適な車内環境を提供するサービスは、世界に誇る「東海道新幹線の総合力」なのです。日本人の気質は、到着する新幹線を礼儀正しくきちんと挨拶して出迎え（**写真 3.2**）、次のお客様のために綺麗に掃除して、定刻の時間どおりに運行するために、丁寧に細部までこだわりの仕事をする人を見るとよくわかります。また、ほぼ定刻どおりに運行される電車だ

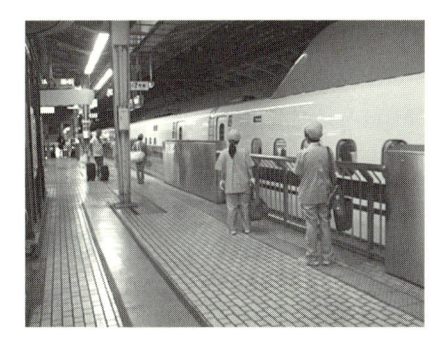

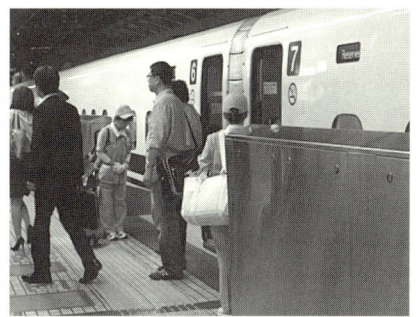

写真 3.2　東京駅プラットホームで新幹線を迎える清掃スタッフ（筆者撮影）

---

[6]　山田久美：「巨大地震にも備える新幹線「N700A」　開業から約50年間、進化し続けてきた」、日経ビジネスオンライン、2013年5月7日配信（http://business.nikkeibp.co.jp/article/topics/20130501/247429/?rt＝nocnt）

[7]　遠藤　功：『新幹線お掃除の天使たち』、あさ出版、2012年

51

第3章 「躾」で防ぐ食品事故

けではなく、「日本の電車が指定の停車位置に正確に止まることも凄い」と思う外国人がいるそうです。日本人の性質として几帳面で何事にも高い完成度を求めるため、細部の細部まで完璧にしようとした結果ではないでしょうか。たった5分遅れるだけで電車の遅延証明書を配布するのは、日本の職場環境が厳しすぎるのかもしれません。それは、電車が1分でも遅れると、気にする日本人の悪い癖かもしれません。

　今の学校や社会では、個性の尊重や自由という風潮が強く感じられます。これは、欧米社会での「自由」や「個人」を尊重するという考え方の影響を受けているのではないでしょうか。日本人は、秩序を乱すことを嫌い、個人よりも公を優先して考えて行動します。これが、「和の精神」であり、日本人は争いを好まない民族なのです。個人の考えや生き方を尊重ばかりすると、個人と個人がぶつかることになって争いが多い社会になります。米国は裁判の多い国なので、食品に関する訴訟も多くあるようです。1992年2月に、米国ニューメキシコ州のマクドナルドでお客様が熱いコーヒーをこぼして、火傷した責任は店舗側にも過失があると訴えた裁判がありました[8]。原告は火傷の直接的な原因は自分の不注意もあることは認めていました。しかし、マクドナルドが熱いコーヒーを原因として火傷した過去10年にわたる700件もの同じような問題に対応しなかったことが怠慢であったことを争点としたのです。つまり、「コーヒーの温度が熱すぎるのが問題だ」というのです。陪審員の判決は、「マクドナルド側に80％、こぼした本人に20％過失を認めるので、懲罰的賠償額290万ドル（約2億700万円）を支払うこと」となりました。のちに双方が和解し賠償金も減額されたようですが、米国が異常な訴訟社会であることを世界に知らしめる事件となりました。個人を尊

---

[8] 卯辰昇：「アメリカ不法行為損害賠償法の展開」、『損保ジャパン日本興亜総研レポート』、Vol.24、損保ジャパン日本興亜総合研究所ホームページ（http://www.sj-ri.co.jp/issue/quarterly/data/qt24-3.pdf）

3.1 日本人の性格と価値観

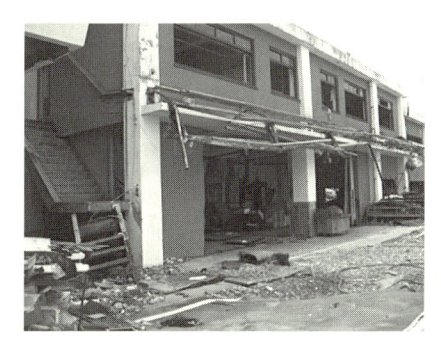

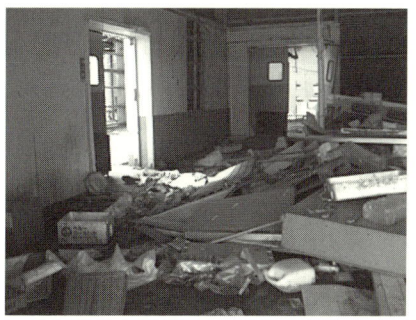

写真 3.3 東日本大震災後の防虫対策活動時の様子（筆者撮影）

重し過ぎた結果、社会の秩序に乱れや大きな影響を与えてしまうこともあるのです。身勝手な行為をしたり、周囲に問題を起こさないように、秩序やルールを守り、「責任のある自由」を大切にしたいものです。

　日本人は、自分のことよりも他人や公のために尽くすことが美しい生き方だと教えられてきました。東日本大震災後、列車が運休した駅では、足止めされた乗客同士が「こんな大きな地震が起きるなんて……」「大丈夫ですかね、大変ですね」「どうしましょうか」などと話しながら、過ごしていました。誰もが駅員に文句を言ったりせず状況を受け入れ、数十万人の人が徒歩で自宅まで数時間かけて帰宅していました。高速道路も全面通行止めとなり、一般道には車があふれて交通渋滞になり混雑した状態になっても、クラクションが鳴りませんでした。互いに不快になるような行動をせず、今を受け入れて自分達を助けてくれる人々に深々とお辞儀をして感謝するのです。東日本大震災時（**写真3.3**）の日本人の行動は、日本人として当たり前のことなのです。それが、日本人の価値観として表れたのです。

53

3.2 食品衛生7Sにおける「躾」の意義

3.2.1 現場におけるルールの重要性

　安心できる日本でも、事件・事故は日々発生しています。すべての日本人が良い性格で、悪いことをしないということではありません。この社会では、いろいろな人がそれぞれの役割をもって集まり、組織をつくって活動をしています。同様に、食品製造の現場でも、いろいろな年代の人が働いています。ベテランの従業員だけではなく、定年後にも雇用される契約社員、そしてパート、アルバイトや派遣社員も含まれています。また、人材が確保できない場合には、日本人以外の外国人労働者を雇用するところも増えています。そのような状況にある食品工場でも、「安全で安心できる食品」を目指して、日々、衛生管理の活動を実践しています。現場では、HACCP(Hazard Analysis and Critical Control Point の略。危害要因分析および必須管理点のこと)システムや一般的衛生管理(Prerequisite Program)の厳しいルールを守って多くの従業員が働いています。食品の安全を守るために、「現場におけるルールを守ること」が基本となります。食品の安全は、製造現場だけではなく流通過程や販売する店舗においても、ルールを守らなければ、フードセーフティ(食の安全)を確保することはできません。食品衛生7Sの躾の定義では、「整理・整頓・清掃・洗浄・殺菌におけるマニュアルや手順書、約束事、ルールを守ること」となっているので、すべての現場の従業員にもよくわかるのです。

3.2.2 日本でも発生した有害物質混入事件

　2000年に中国の天洋食品で起こった冷凍食品への農薬混入事件が起きたとき、「中国では起こるかもしれないが、日本ではこのような混入

3.2 食品衛生7Sにおける「躾」の意義

事件は起こらない」と思われていました。しかし、2013年のアクリフーズにおける農薬混入事件は、品質管理を行う担当者のみならず、多くの食品企業に大きな衝撃を与えました。

アクリフーズでの農薬混入事件以降、食品の安全を脅かす毒物などの意図的な有害物質混入防止の対策として、監視カメラによる従業員の管理などを中心とするフードディフェンス（食品防御）の話題を耳にするようになりました。そこでよくいわれる監視カメラの導入は、従業員の管理を、彼らを信頼する「性善説」をベースとせずに、彼らを信頼しない「性悪説」をベースとした考え方で行うことに理由があるようです。

しかし、報道機関が取り上げてキーワードとして繰り返して使う「性悪説」は、本来の意味とは違うように扱われています。『大辞林』（第3版）によれば、性善説とは、「人間の本性は生まれつき善であるが、放っておくと悪い行いをするようになるという考え方」であり、性悪説とは、「人間の本性は生まれつき悪であるが、後の学びによって善の行いができるようになるという考え方」です。性善説でも性悪説でも「人は善の行動も悪の行動もする」ので、人の行動は本性の問題ではなく、教育や訓練などで正しいことを知ることで変わるのです。つまり、製造現場の作業従事者が悪いことしないように、常に監視カメラで見張ることで、トラブルや事件を起こさないようにできるわけではないのです。

異物混入は悪意によって起きるだけではなく、原材料由来、従業員による作業ミスなどによっても起こるので、監視カメラの導入だけで予防をすることはできません。しかし、異物混入の検証手段としては録画された画像で確認することができます。サントリーホールディングスの品質戦略部課長の森川恵介氏は「サントリーグループにおけるフードディフェンスの取組み」について講演[9]をしています。

---

9) 森川恵介：「フードディフェンスについて考える」、『食品安全特別講演会』、日本科学技術連盟主催

第3章 「躾」で防ぐ食品事故

　サントリーグループは、天洋食品の冷凍食品への農薬混入事件（1.1節を参照）をきっかけにしてフードテロに対する防衛力強化の考え方を取り入れました。

　サントリーホールディングスの品質戦略部は、2009年から「意図的な異物混入」に対するフードディフェンスを3年計画で進めることにしました。まず、国内のグループ工場からモデル工場を指定し、いろいろな改善を実施して、それらの知見を2年目からほかの工場に展開し、3年目には、改善ができているかどうかを検証しました。具体的な改善事例は、水処理タンクカメラ、建屋出入口のアクセス制限、扉開放時アラームの設定、施設周辺へのセンサーの設置、出入口付近へのカメラ再配置、ICカードによるシャッターのアクセス制限などです。監視カメラについては、以下の3点ができるかどうかの有効性を検証しました。

① 映像記録を取り出すことが可能であるか。
② 不審者をカメラで捕らえることが可能であるか。
③ 不審者の行動をトレースすることが可能であるか。

　その結果、サントリーは、監視カメラを、現場での間違いがなかったかを確認するための「品質保証カメラ」とよんで実用的に運用しています。また、モデル工場で実施した内容や運用した方法を、ほかのサントリーグループの工場に展開しています。このように、カメラの導入も自分たちの企業でうまく活用できる現場の仕組みとして運用し、食の安全・安心に取り組んでいるのです。

　アクリフーズで起こった農薬混入事件に関する第三者検証委員会の最終報告[10]には、企業と従業員とのコミュケーションの土台の重要性と

---

10) マルハニチロホームページ：「社会への提案　2）　食品防御についての社会の備え」、「アクリフーズ「農薬混入事件に関する第三者検証委員会」最終報告（2014年5月29日）」完全版、p.14（https://www.maruha-nichiro.co.jp/aqli_info/info02.html）

合わせて、次のように書かれています。

「常日頃から食品防御対策を講じることにより、企業と従業員が常に協力し合って意図的な食品汚染、犯罪を防止する意識、実行し難い環境を醸成していくことが肝要である。」

つまり、日々現場において経営者を含む管理者や一般の従業員は、顧客が喜ぶ安全で安心できる製品づくりに努力し、その努力を会社全体で継続した実践活動にすることが基本、かつ、重要であるとまとめているのです。会社全体で人の育成をすることが重要です。カメラの導入による監視や作業上の死角を可視化するカメラの増設で記録ができても、現場の従業員の思いを理解して教育しなければ、監視目的のカメラを導入するだけでは、フードディフェンスの効果も期待できません。

3.2.3 躾という言葉の意味

そもそも漢字は、中国で発明され、日本に伝えられたものです。直接、中国本土から伝来したのか、朝鮮半島経由であるのかは諸説あり、不明な点があるようです。しかし、「躾」という漢字は、日本で生まれた和製漢字[11]で、国字ともよばれています。そのため、中国には、「躾」という漢字がありません。「躾」[12]は、田の植付け、着物の仕立てのときのあら縫いを表す「仕付け」から、武士道における礼儀・作法を教え、生活上の訓練を施すという意味になりました。日本特有の考え方が「躾」という言葉を生み出したのです。中国の食品企業で衛生管理を行っている品質管理担当者の話[13]では、5Sを導入するために「躾」の代わりに

---

11) 笹原宏之：『日本の漢字』、岩波書店、2006年
12) 日立ソリューションズ・ビジネス：『世界大百科事典 第2版』、1998年
13) 食品安全ネットワーク：『第3回食品衛生7S基礎講座』講演会

「素養」という言葉で表現しているそうです。素養の意味は、「ふだんの練習や学習によって身につけた技能や知識」だそうですが、躾のなかに含まれる「ルールや規律を守る」という意味が弱くなり、少し違ってくるようになると思います。

1922年に訪日したこともあるアインシュタインは、「日本人のすばらしさは躾や心のやさしさにある」[14]と絶賛したといいます。躾という漢字は、日本で生まれたすばらしい言葉であり、食品の安全を維持する仕組みづくりに、重要な意味をもつ言葉なのです。

3.2.4 躾ができない社会

最近では、「きちんと挨拶ができない」「ゴミを路上や公園に捨てることを気にしない」「満員電車のなかで化粧をしたり、新聞を広げて読む」など、マナー違反が増えたといわれています。注意する人も反対にいいがかりを付けられるのが嫌なので、「さわらぬ神にたたりなし」という無関心な人が増えているのかもしれません。昔のように、近所のおっかないおじさんが少なくなり、社会や地域で未来のある子供を叱ることができる大人が存在しづらい世の中になっているかもしれません。躾がされている状態とは、管理がされている状態であり、その場で守られるべきルールが当たり前のように守られている状態です。管理がされなければ、ルールを守る秩序が維持できない状態になってしまうのです。

米国の心理学者ジョージ・ケリングが1982年に提唱した割れ窓理論（ブロークンウインドーズ理論）[15]というものがあります。これは、「建

---

14) 日下公人：「現実主義に目覚めよ、日本！」、『SAFETY JAPAN』(http://www.nikkeibp.co.jp/sj/2/column/p/55/index.html)
15) 中島一彰：「米国におけるコミュニティポリシングの事例紹介」、『自治体国際化フォーラム』、自治体国際化協会、2011年4月(http://www.clair.or.jp/j/forum/forum/pdf_258/07_gyosei.pdf)

物の窓ガラスが割られた状態をそのまま放置しておくと、外部からその建物は管理されていないと認識され、割られる窓ガラスが増えていく」というものです。1枚の窓ガラスをきっかけにして、窓ガラスが次々と割られ建物全体が荒廃していくのです。しかし、荒廃するのはその建物だけではありません。地域全体に拡大し、地域の犯罪発生件数が増えて、治安が悪くなるのです。この理論を使って、良い街づくりをしたのが、1994年からニューヨーク市長となったルドルフ・ジュリアーニ氏です。当時のニューヨークは、大変治安が悪く「米国一の犯罪都市」といわれていました。そのニューヨークを家族連れにも親しまれる街にしようとしたのです。まず、最初に行ったことは、地下鉄のすべての落書きを消すことでした。5年後、すべての地下鉄の落書きを消し終わると犯罪が減少し始めました。次に、歩行者の信号無視、空き缶の投げ捨てなどの軽犯罪の取り締まりを強化すると、5年後、当初は重要視していなかった凶悪犯罪件数が半分に減少しました。こうして、割れ窓理論を応用することで、安全で安心できる街づくりを進めたのです。

2013年のアクリフーズにおける冷凍食品への農薬混入事件[16]は、準社員の被告の犯行を未然に防げなかった点も問題になっています。しかし、最終的に起こってしまった農薬混入事件が起こる前にあった小さな予兆を見逃していたことが問題です。2013年4〜12月の間で被告のいたピザラインにおける「原因不明の異物混入12件」に対する原因解明の不足も指摘されています。また、ほかに問題になっていることは、管理者側のコミュケーションが欠如していたことで新しい人事評価システムによる給与の減額や従業員の不満を把握することができていなかった

---

16) マルハニチロホームページ:「社会への提案　2)　食品防御についての社会の備え」、「アクリフーズ「農薬混入事件に関する第三者検証委員会」最終報告(2014年5月29日)」完全版、p.14(https://www.maruha-nichiro.co.jp/aqli_info/info02.html)

ことです。朝の5時にラインをスタートさせるため、4時半からラインの準備をしていましたが、社員は現場にいないことが多く、準社員のメンバーが対応していました。現場の評価をするべき管理職は、現場に顔を見せずに事務仕事ばかりしていたのです。現場で仕事を頑張っても評価は変わらないと思うような状態では、安全な製品づくりをしようという雰囲気にはなりません。管理する責任者の意識と行動がふさわしくなかったということでしょう。これは、まさに「割れ窓理論」のように、アクリフーズの現場が管理されていない状態になっていたために、何か行き違いがあると「会社に迷惑をかけてやれ」と思わせてしまい、結果として、犯行が行われてしまったのではないでしょうか。

　では、多くの監視カメラを設置して従業員の行動を監視することが有効な対策となるのでしょうか。食品の安全を守ることは、現場の作業員だけではなく、会社の経営者、原材料を納品する購買先、製品を配送し販売する店舗、最後に消費する家庭に至るまで、すべてのフードチェーンにおける関係者全員の使命です。食の安全を管理する項目が遵守されることが重要なのです。つまり、食の安全性を確保するには、HACCPでいわれる「農場(生産者)から食卓(消費者)まで(from farm to table)」の一貫した安全管理を実践することが重要なのです。

　食品衛生のルールを守るという当たり前のことが実践されていることは、安全な製品(食品)が提供されるまでの環境を正しく管理することであり、それらの仕組みが機能し運用されていることです。監視カメラを設置することやカメラの台数を増やすことで対応できるほど、食品の安全を確保する仕組みを構築することは簡単ではありません。

3.3 「躾」から期待できる幅広い効果

3.3.1 「躾」の重要性

　食品衛生 7S(整理・整頓・清掃・洗浄・殺菌・躾・清潔)では、「躾」がほかの S を維持・発展させるための要(かなめ)になります。衛生管理を実践するときに重要なことは、現場のルール、手順書や管理基準などを守ることです。安全で安心できる製品を製造できるのは、ルールを守っているからです。ルールが守れない状態で製造される場合、何らかの不良品や異物混入事例が多く、ロス率も高くなり、生産性も上がりません。その結果、顧客からのクレームも減りません。

　現場の従業員がルールを守るようになると、ルールの必要性や目的を理解し、正しい作業手順を行うようになります。また、それぞれの担当者は、自分の作業に責任をもち、やるべきことに自信をもった行動をするようになります。これは、衛生管理の実践をするなか、人材が成長していく過程で、「何を自分がやるべきなのか」を理解するようになるということなのです。

　2014 年の FIFA ワールドカップ・ブラジル大会で、日本人の礼儀正しい行動が話題となりました。日本人サポーターは、日本代表の試合後に自分たちの観客席のゴミ拾いをしていたのです[17]。リオデジャネイロ州政府は、「言葉が通じなくても動作だけで素晴らしさが伝わってきた。日本人の行動は文化的な遺産だ」とたたえ、サポーター代表として駐リオ日本総領事や地元日系団体代表を表彰したそうです。つまり、試合終了後、日本人サポーターは、誰かに指示されなくても、何をするの

---

[17] 人民日報日本語版:「雨の中で試合後にゴミ拾いをする日本人　マナーある応援が好評」、2014 年 06 月 16 日　配信(http://j.people.com.cn/n/2014/0616/c94659-8741860.html)

かを理解しており、そのための行動を、責任をもって実践したのです。全体がひとつとなって目標に向かって進んでいける状態になり、「躾」が効果的に運用できているのです。すべては、躾に始まり、躾に終わるのです。

3.3.2 コミュニケーションがより円滑になる

　衛生管理がうまく行っている食品工場では、食品衛生7S(整理・整頓・清掃・洗浄・殺菌・躾・清潔)がよくできています。子供の頃から、挨拶をするように自然に躾をされるものだと思いますが、大人になると、だんだん挨拶が下手になっていく人がいます。そこには、「気恥ずかしさ」や「たかが挨拶くらい」と侮辱する気持ちがあるのかもしれません。大人になって、簡単な挨拶ができなくなるとルールを守ることが難しくなり、何事に対しても取り組んでいく姿勢が悪くなるのです。挨拶は、人と人をつなぐ大切なコミュニケーションツールです。挨拶ができているところでは、当然のように従業員のコミュニケーションが良くなります。

　例えば、朝礼などが行われると伝達事項などもスムーズに伝わり、社内での情報共有も確実にできるようになります。コミュニケーションが円滑になれば、製造現場のルールを守る「躾」が当たり前となり、現場の社員やそのほかのスタッフは自主性をもって行動するようになります。その結果、創意工夫が多くできるようになり、生産効率も上がりトラブルも少なくなります。挨拶をする効果は、コミュニケーションの円滑化だけではなく現場の良好な人間関係づくりの基本ともなるのです。

3.3.3 清潔な製造環境が維持できる

　躾により、マニュアルや手順書、約束事、ルールが守られていますから、「整理・整頓・清掃・洗浄・殺菌」が実践され、微生物レベルの清

潔さを常に維持している製造環境となっています。清掃も計画的に実施され、いつでも清潔な状態になるのです。突然、購買先から視察の依頼があっても慌てることはありません。毎日やっている同じことをするだけで、製造環境が清潔になるのですから、残業して後片付けや清掃したりする必要もありません。現場がきれいになれば、ペストコントロールの防虫効果にもつながります。目に見える昆虫対策ができれば、目に見えない微生物制御もレベルアップします。つまり、製品の品質向上につながるのです。当然のことですが、取引先からの評価も高くなりますので、営業面の効果にもつながります。

3.3.4　従業員満足で社風が変わる

　躾ができる食品工場では、従業員の意識が大きく変わり、従業員は、3つの心をもつようになります。1つ目は、「感謝する心」です。2つ目は、「他人を喜ばせる心」であり、3つ目は、「思いやりの心」です。躾によって、心づくりを行い、人づくりをすることができます。食品衛生7Sの実践活動に取り組むと、従業員の行動には自主性や積極性が出てきます。つまり、一人ひとりが責任感と自信をもつようになり、従業員が満足して作業するようになるのです。従業員のレベルアップをすることで、だんだんと社風が変わっていくのです。一度、良い社風ができると、良い人材が集まり定着し、熟練者が増えていきますので、当然、生産効率が上がります。躾は人の意識だけではなく、組織までも変える実践活動になるのです。

第4章

フードディフェンスと労務管理

第4章 フードディフェンスと労務管理

4.1. 本章における問題意識

4.1.1 本章で提起する3つの問題

2013年12月、マルハニチログループ傘下のアクリフーズ群馬工場で製造された冷凍食品への農薬混入事件において、被告の犯行動機は、給与体系の見直しで以前より給与が下がるなど、待遇面への不満をもったことによる「鬱憤ばらし」でした（1.2節を参照）。

一見すると、準社員個人が起こした単なる「内部犯行事件」ですが、この事件の本質は、アクリフーズ群馬工場の「不適切な労務管理問題」が根底にあります。

これまでフードディフェンス（食品防御）の方策は主として外部犯行を想定していましたが、この2013年の事件はフードディフェンスの考え方を根底から崩してしまったのです。しかも、この工場は「ISO 22000」の認証工場でした。そのため、消費者に大きな不安を与えたのは当然なのですが、食品企業の経営者をはじめ、企業の管理運営の指導に当たっている人たちのショックは大きなものであったと想像されます。

本章では、以下、3つの問題を提起します。

① このような内部犯行事件を防ぐには、どのようにすればよいか。
② フードディフェンスと労務問題の関連性はあるか。
③ アクリフーズ群馬工場だけの固有の問題か。

上記①～③を考えるうえで、まず、最近の日本社会や企業がどのような状況を歩んできたか、再検証します。

4.1.2 バブル崩壊後（消えた20年）の概要

1991年を境に、バブル景気が崩壊し、先の見えない不景気の時代に突入しました。その結果、企業の売上げや利益は著しく下がりました。

4.1. 本章における問題意識

　企業は生き残りをかけ、目先の売上げや利益確保を最優先に考えるようになり、雇用形態は激変しました。日本の雇用慣習であった終身雇用や年功序列は崩壊し、定年まで1つの会社で働くという慣習が消え、従業員の会社への忠誠心や、組織への帰属意識は希薄となりました。

　さらに、欧米流の成果主義を、収益を効率的に上げる道具として導入した企業が多く現れました。その結果、従業員自身も、利益至上主義にならざるを得なくなり、短期的に成果を出した者が会社から評価されるようになりました。そして、長期的なプロジェクトの企画や遂行が後回しになり、結果的に「お粗末な成果」しか残らない悪循環が生まれました。また、成果主義による、従業員間の給与格差も拡大し、互いに敵対心が芽生え、チームワークで事に当たることは少なくなりました。

　目先の利益確保が優先されるため、日本企業の良き伝統であったOJTのための時間と費用も削られ、社員教育が後回しにされました。その結果、従業員間や上司・部下とのコミュニケーションが不足しがちになり、情報や意見の交換が行われることが少なくなりました。

　利益至上主義は従業員のモラルを低下させました。上司も多少の法令違反は目をつぶるということになり、手段を選ばない事業活動が横行し、大切に守られてきた企業の文化や伝統も無視されていきました。その一例が、回収した膳に残った刺身を新しい膳の皿に盛り付ける「使いまわし」をする老舗料亭や、普通の食材を銘柄品と偽って献立に表示する有名ホテルなどであり、どれも客の信頼を裏切る行為です。

　過重な労働と成果のみを求め、やがて使い捨てる会社に実力のある従業員は不満をもち、より良い職場を求め、転職するようになりました。会社に残った従業員は目標や希望を見い出せないまま働くことになり、なかには鬱や引きこもりなどで退職を余儀なくされる者も出てきました。

　この状況を踏まえ、コンプライアンス(法令遵守)という視点からフードディフェンスを考えてみたいと思います。

4.2 法令を守る企業と守らない企業、関連する従業員の問題

4.2.1 なぜ今、企業の法令遵守が叫ばれるのか

　「企業は法令を守れ」という強い要求が有識者から一般消費者に至るまで広がっています。この背景には、業績の拡大や短期的な利益を優先するあまり、違法行為や反社会的行為に手を染め、消費者や取引先の信頼を失い、事業継続が不可能になる企業が頻発していることが挙げられます。そして、法令を守っているように見せかけ、裏で手を抜くなど不誠実な仕事をし、企業内では従業員に過重な仕事を強いるだけにとどまらず支払うべき超過勤務手当を支払わない企業の存在が報道されています。こうしたニュースが就職活動をしている若者やその家族を不安にさせているのです。

　企業行動に対する世間の目が厳しくなった結果、法令遵守に加えて企業の社会的責任という視点からも行動することが求められるようになり、昔と比べ企業の責任はより重くなっています。また、法令違反を中心とする不祥事をもはや隠し通すことはできない時代となっているため、法令遵守をリスクマネジメントとしてとらえる企業が多くなってきました。

　企業活動の範囲がグローバルに広がり、インターネットの浸透による企業情報などのあらゆる情報の収集が容易となってきた現代、各種の市民団体などによる活動の影響などもあり、企業行動が今まで以上に外部から厳しく監視されていることを認識する必要があります。

　さらに従業員の意識も変わりました。自分の会社のことであっても、不正や不祥事があれば外部に通報することをためらわない人が多くなっている現実を認識することが必要でしょう。

　バブル景気の崩壊以前は、企業内には「我々は家族である」という意

4.2　法令を守る企業と守らない企業、関連する従業員の問題

識がふつうにありました。社長が父親で、従業員は子供のような存在であり、多少の問題が起こっても外には出さず、たいていの問題は社内内部で解決することが常識になっていました。

　バブル景気の崩壊で企業内の「我々は家族である」という意識は急速に薄れていきました。さらにはリストラが繰り返され、終身雇用制度や年功序列廃止も行われ、それらとは対極にある成果主義が導入されたうえに、その実態は仕事の成果のみを評価することに終始したのです。さらに、いろいろな社員形態（派遣社員、契約社員、請負、外国人労働者、パート、アルバイト）が混在するようになりました。この結果、会社内部には信頼できる家族ではなく、競合相手であり、敵にもなりうる「他人」が同居していることになりました。そして、従業員の会社への忠誠心、組織への帰属意識、共通の価値観などを以前のようにもつことは期待できなくなったのです。つまり、会社内部には以前の日本企業では考えられないリスクファクターを抱えるようになりました。

　今後、心配されることは、こうした企業の状況の変化により、2013年に起きた冷凍食品への農薬混入事件の被告のように会社の労務管理に不満をもち、「鬱憤」を抱えた従業員が潜在しながら増えていくのではないかということです。

　「コンプライアンス（compliance）」は「comply」の名詞形で、狭義では「（命令・規則などに）従って行動すること」という意味です。もともと、1960年代に、米国で「独占禁止法違反」や、株式の「インサイダー取引」などが発生した際に用いられた法務関連の用語でしたから、日本では「法令遵守」と訳されるようになったようです。しかし、コンプライアンスには、「遵守する」より意味の強い「（命令や要求に）応じること」「願いを受け入れること」という意味もあり、これを真の意味とする見方が多くなっています。そのため、近年では守るべき規範は法令に限らず、もう少し広義に捉えられており、「法令のみならず、定款・社

第4章　フードディフェンスと労務管理

内規程などの社内法規、ひいては社会常識や倫理観に則って行動すること」と考えられるようになってきました[1]。

　企業を取り巻く法律や規則は多く2000前後もあるともいわれています。代表的なものとしては、「民法」や「商法」をはじめ「独占禁止法」「不正競争防止法」「製造物責任法（PL法）」「個人情報保護法」「金融商品取引法」「労働法」「消費者保護法」などがあり、これに監督官庁の「命令・指導」なども加わります。

　また、営業活動や市場競争の「公正さを示す報告」、消費者への「情報公開」、従業員への「職場環境情報」（過労死、セクハラなど）も対象となります。さらには、公務員や政治家との関係、証券市場における取引など、多くの面で「企業倫理」が求められるようになっています。

　加えて、企業に求められる要件が、従来よりも広がってきたという点が指摘できます。法令遵守といっても単に法律を守るだけではなく、企業が社会的責任を果たすことも、強く要求されるようになってきました。

　企業が大きくなればなるほど、ブランドイメージの維持・向上のためにコンプライアンスや社会的責任が必要となってきます。事実、消費者の商品購入や証券市場への上場を認める際の選択基準に、「社会的責任を果たしているかどうか」ということが考慮されるようになっていきました。「企業の規模や収益に応じて社会的責任を果たしていなければ、そもそも利益を上げる資格がない」と見なされることも少なくありません。逆に、一見利益に結び付かないような行動でも、社会的に意義があるならば、広告よりも宣伝効果を上げ、企業のブランドイメージ向上につながる場合も出てきています。

　さらに、グローバル化の進展という、社会的背景の変化も見逃せませ

---

[1]　望月広愛：「「コンプライアンス」が企業に求めているのとは何か？」、『日本の人事部』、2010年2月25日配信（http://jinjibu.jp/artidle/detl/tieup/314/）

ん。企業を評価する目が世界中に広がり、より厳しい国際価値基準にさらされることになりました。また、昨今の法化社会、司法制度改革、規制緩和などによる社会の大きな変革が起きるなかで、国民の意識にも変化が出てきました。プライバシー権などの新しい権利意識や、環境や食の安全に対する関心、企業活動への社会的影響力へのチェック意識などが、急速に高まってきました。その結果、企業も国民からのさまざまな監視の目を、より厳しく受けるようになりました。

　言い換えれば、「より多くの人々に、より多くの視点から監視されるようになってきた」ということになります。いずれにしても、社会的背景の変化により、企業に求められるコンプライアンスも、より高度化、複雑化してきたのは間違いありません。そして、コンプライアンスへの対応が、企業の経営課題のなかで、非常に大きな位置を占めるようになってきたことは間違いありません。

4.2.2　コンプライアンスとは「相手の期待に応えること」

　コンプライアンスは「法令遵守」だけにとどまらないことは述べましたが、最近では「応じること」「願いを受け入れること」を意味するものへと変わってきました。つまり、コンプライアンスが目指しているのは、「相手の期待に応えること」であるということです。それがまさに今、企業に求められてきています。確かに違法行為などがあった場合、早期に発見して是正できるマネジメント体制を築くことも大切ですが、その前に「相手の期待に応える」といったコンプライアンスに対する基本的なポリシーをもつことが、とても重要だと思われます[2]。

　企業が期待に応えるべき相手(利害関係者)とは、以下の4つです。

---

2)　望月広愛:「「コンプライアンス」が企業に求めているのとは何か?」、『日本の人事部』、2010年2月25日配信(http://jinjibu.jp/artidle/detl/tieup/314/)

第4章　フードディフェンスと労務管理

　① 　従業員。
　② 　消費者。
　③ 　取引先。
　④ 　株主。

　多くの企業による不祥事では、上記の利害関係者への期待に応えるという概念がなかったことで起きたものが非常に多いのです。コンプライアンスに反したことで、その事実が報道され、企業の信用が低下します。そうなると、例えば、消費者からの不買運動などが起きて、企業に大きな損害や打撃を与えます。それだけにとどまらず取引先から取引を停止されたり、借入れや新株発行などによる資金調達が困難になったり、人材の流出、採用の不調などが発生したりして業績が悪化し、場合によっては会社自体が倒産してしまいます。コンプライアンスに反するとこのような負の連鎖が続くのです。

　ここで、期待に応えるべき対象として、「従業員」の場合を考えてみましょう。例えば、**1.2節**で述べたような準社員による農薬混入事件が起きたとき、会社は労務管理として「労働基準法を遵守しているので当社は責任を果たしている、悪いのは被告である」と、主張することは果たして正しいのでしょうか。そして、単に法令を遵守するだけで、コンプライアンスといえるのでしょうか。

　「従業員に対して目標をもって納得して仕事をしてもらいたい」という発想があれば、例えば、準社員の給与体系見直しのときに、準社員に対してヒアリングを行うでしょうし、納得するまで説明するのが正しい姿だと思います。また、現場の管理監督者と従業員のコミュニケーションにも重点を置き、「従業員対策」を万全にしていたと思います。単に法令を守ればよいということではありません。法令とは最低レベルのルールなのです。従業員のことを考え、求められる期待に応えてこそ、真のコンプライアンスといえます。

4.2.3 コンプライアンスを実現する視点

コンプライアンスを「相手の期待に応えること」と定義しましたが、コンプライアンスと関連して、企業の社会的責任が求められている点も忘れてはいけません。企業の社会的責任とは、「企業が社会の期待に応じて存続していくために、社会的公平性の実現や環境への配慮などを、経営に組み込んでいく責任」のことです。ところが、この企業の社会的責任もコンプライアンスと同様、多くの企業が誤解しているようです。単に、「会社の余ったお金を、社会的に役立つ事業へ寄付すること」にとどまっていないか検証してみる必要があります。

企業が社会的責任を果たす真の目的は、コンプライアンスと同様に、従業員保護、消費者保護、情報開示、環境保全、株主重視、雇用の確保などを実践する「良い会社」をつくって、利害関係者の期待に応えるということです。今、企業側にはコストの問題など、さまざまな障害を超えてでも「良い会社」になることが期待されています。コンプライアンスは、企業の努力目標です。一昔前までのビジネス社会は、あくまで企業側の視点や都合で、消費者や取引先、従業員などを見ていました。しかし、現在は、より広い社会の視点で、多くの人から企業側に注文がつけられる時代となりました。経営トップは常にコンプライアンスの重要性を念頭に置き、従業員にも語りかけ、また現場でのきめ細かなOJTやマネジメントを通じて、従業員の日常的な活動のなかに、自然とコンプライアンスの意識が根づいていくように徹底していくことが求められています。それはまさに、「良い会社」になる努力を常に続けていくということになります[3]。

企業が生き残り、より強くなっていくためには、コンプライアンスを

---

3) 望月広愛：「「コンプライアンス」が企業に求めているのとは何か？」、『日本の人事部』、2010年2月25日配信（http://jinjibu.jp/artidle/detl/tisup/314/）

第4章 フードディフェンスと労務管理

企業の根幹にすることが重要です。しかし、コンプライアンスや企業の社会的責任を、企業に対する一種の「規制」であると受け取り、「何とか対処していかなくては」と受け身に考える企業やマネジメント層の人たちがいます。こうした考えが改められ、「従業員や社会全般の期待に応えていくコンプライアンス」を、実践していきたいものです。

そのためには、職場内研修の強化や、社内コミュニケーションの復活、規程、規則の整備など、行うべきことは多岐にわたります。従業員それぞれの立場や役回りに合わせて最適な研修や学習を選択し実行していくことが重要です。日常の一つひとつのシーンで、コンプライアンスは根づきます。地味な活動でその根幹は確立していくのです。

4.3 コミュニケーション

4.3.1 「失われた20年」で職場が失ったもの

　失われた20年ともいわれる日本の景気停滞は雇用状況を悪化させ、職場を取り巻く環境は様変わりしました。「成果主義」を導入した企業では、管理職や従業員の別なく過大なノルマや長時間労働などを押し付けられ、管理職は本来果たすべき部下の育成やサポートなどの機能を喪失し、『不機嫌な職場』[4]に代表されるように職場におけるコミュニケーションは失われていきました。加えてITツールを使う仕事が多くなることで、互いの顔が見えなくなり、職場仲間の信頼関係も薄らいでしまいました。

　「利益を上げた者が勝ち」の雰囲気が多くの企業の職場を占め、職場仲間は競合し、上司は部下を「評価の目」で見るため、部下は威圧感を感じるようになり、イライラ、ギスギスした「無縁社会」ともよばれるような職場風土になってしまいました。

　2013年の準社員による冷凍食品への農薬混入事件も上司とのコミュニケーション不足から生まれたと推測できます。企業は、企業防衛の基礎となる組織内コミュニケーションの活性化、信頼関係の回復を図る必要があります。

4.3.2 同じ部署内の上司と部下のコミュニケーション不足が問題

　2006年に行われたある調査によると、社内でのコミュニケーション状況についての質問に対し、「十分」もしくは「大体」とれているとの

---

4) 高橋克徳、河合太介、永田稔、渡部幹:『不機嫌な職場』、講談社、2009年

回答が合わせて45.9%を占めています。しかし、「どちらともいえない」が27.5%を含め、社内コミュニケーションが「とれていない」の26.6%を合わせると、実に54.1%はコミュニケーション不足と答えています。では、コミュニケーション不足を感じているのは「誰」と「誰」なのでしょうか。最も多かったのは「部署を超えた社員同士のコミュニケーション」が65.3%で、次いで、「経営層と一般社員とのコミュニケーション」が63.8%となり、双方ともに6割以上を占めています(表4.1)。

　社内のコミュニケーションに対しては、普段一緒に働く部署「以外」の人とのコミュニケーションにおける課題解決が求められているといえます。しかし、問題の本質は別のところにあります。順位では3番目の「同じ部署内の上司と部下のコミュニケーション」が、40.0%にも上っている点は見逃せません。「実害」の大きさという視点で見ると、この部分でのコミュニケーションのあり方を問題視すべきでしょう。

表4.1　誰とのコミュニケーションに不足を感じるか

調査項目	全体の割合(%)
部署を超えた社員同士のコミュニケーション	65.3
経営層と一般社員とのコミュニケーション	63.8
同じ部署内の上司と部下のコミュニケーション	40.0
同じ部署内の同僚同士のコミュニケーション	26.8
同じ問題や興味を持つ社員同士のコミュニケーション	23.3
経営層の役員同士のコミュニケーション	22.2
その他	1.3

(出典)　NTTレゾナント、三菱総合研究所:「企業内コミュニケーションの実態」に関する調査」(http://www.mri.co.jp/NEWS/magazine/club/03/_icsFiles/afieldfile/2008/10/20/20061201-club07.pdf)

4.3.3 実務的・実践的な情報が職場内で共有できていない

社内における情報共有という点について十分ではないと感じている人は多く、実に8割以上が「共有できていない」と指摘しています。

具体的に「業務知識やノウハウが共有されていない」と指摘する人は74.3％と最も多く、約4人中3人と高率です。次いで、「営業情報、顧客情報が共有されていない」との指摘が43.4％と、現場サイドで有効活用できる知識やノウハウの共有に対するニーズが高く、続いて「経営層のビジョンや事業の方向性が共有されていない」との指摘が43.1％となっています。近年の景気状況、先行きの不透明さなどを考えると、経営理念の情報が共有できていないことは企業の存立にもかかわる重大な問題です。

4.3.4 「仕事の生産性」は社内コミュニケーションで左右される

仕事の生産性については「社内コミュニケーションが良好であれば、より良い仕事ができると思いますか」の問いに対して「思う」「やや思う」が84.4％、「社内コミュニケーションが良好であれば、より効率よく仕事ができると思いますか」では「思う」「やや思う」が88.9％に及んでいます。実に9割近くの職場リーダーが、仕事の生産性（創造性・効率性）について、「社内コミュニケーションで左右される」と考えています[5]。

---

5) 福田敦之「「社内コミュニケーション」をいかに活性化させていくか？」、『日本の人事部』(https://jimjibu.jp/article/detl/manage/271/3/)

4.3.5　若者の特徴はコミュニケーション能力の低さ

「最近の若者、特に新入社員はコミュニケーション能力が低いので何とかしなければ」と苦労している企業が多いようです。

10年先、20年先には、この若者たちが企業を背負って立つ立場になることを考えると彼らを教育し育成することが急務といえます。

若者たちは、ゲームや携帯電話が普及した社会で育っています。公園へ行っても皆でゲームをして遊んでいました。ゲームの攻略本は書店で売られており、自分で試行錯誤しなくてもよく、失敗すればすぐリセットできました。そのような環境が「モチベーションを持続する力」を弱くしたのではないでしょうか。

携帯電話は、一見するとコミュニケーション能力を高めるように思われます。固定電話時代にはデートの申込みにしても、まずは電話に出た相手の親との対話から始まったので、敬語も交えた相応のコミュニケーション能力が必要でした。しかし、携帯電話は簡単に相手にたどり着くことができ、仲間言葉で話せるので、気を遣うコミュニケーション能力を弱めてしまったようです。

「ゆとり教育」の結果、感情をコントロールする力が劣っていたり、就職難や不景気の影響で、損得勘定に敏感となったり、消去法で意思決定をしてしまう習性になっていたり弊害が出ています。

若者たちの生い立ちを考えると、コミュニケーション能力が低いのは、やむを得ないと考えざるを得ない面もあります。そのことを理解したうえで、若者からのコミュニケーションを待つのではなく、上司から積極的にコミュニケーションを行うことが重要です。

4.3.6 経営トップがコミュニケーションづくりの先頭に立った事例

　経営破綻した日本航空(JAL)再建のため、2010年会長に就任した稲盛和夫氏は現場に足を運び、「一人ひとりの社員がどのような考えをもつべきか」「いかに働くべきか」について語り、従業員のモチベーションを高めようと「各部門の仕事の意義」についても話しました。また、会社の経営目的を「全社員の物心両面の幸福を追求する」ことに改め、全社共通の行動指針を作成し、全従業員と共有するための教育活動を行いました。

　この結果、官僚的な体質やマニュアル主義は消え、従業員は会社の再建を自分たちの手で行おうと自発的に行動するようになり、従業員が経営者意識をもって経営に参加する会社に生まれ変わりました[6]。この事例は、経営者が尊敬に値する経営目的を掲げ、心を込めて従業員とコミュニケーションづくりをすることの大切さを示しています。

4.3.7 コミュニケーションを IT に頼り切ってはいけない

　近年、社内のコミュニケーションを図るためにさまざまな IT ツールが導入されています。IT ツールは現代社会になくてはならない存在です。しかし、コミュニケーションをとるという面では問題があります。

　「誰がどんな情報をもっているのかがわからない」という指摘が多いように、どこに行けば目的の情報が得られるかわからないのが実態です。また、余計な情報が多くなるため、必要な情報がすぐに見つからなかったり、情報の取捨選択に手間がかかったりするなど、従業員に思わぬ負担がかかっている問題も出ています。ある調査の質問で「メール、ウェ

---

6) 稲盛和男:『従業員をやる気にさせる7つのカギ』、日本経済新聞出版社、2014年

ブなどのITによるコミュニケーションによって人間関係が希薄になっていると思いますか」[7]に対し「そう思う」「ややそう思う」が56.3%も占めているのです。

コミュニケーションをITツールに頼る現象が出ていることに警鐘を鳴らす専門家も多く、コミュニケーションの基本は「『顔』が見られる関係である」とも指摘されています。

現代社会において大切なのは、「ITとフェイス・トゥ・フェイスのコミュニケーションを、いかにバランスよくとることができるのか」なのです。

4.3.8 社内コミュニケーションにおける「3つの流れ」

社内コミュニケーションには、大きく分けると3つの流れがあります。
① ヨコ(同期、同僚、職場内)のコミュニケーション。
② タテ(経営層と従業員)のコミュニケーション。
③ 全社的なコミュニケーション(全社的な一体感づくり)。

この3つの流れを良くすると、問題の所在がはっきりとし、取り組むべき課題が明確になります。社内に方向性とタスクを示せることで前向きな気持ちが生まれ、生産性も向上するようです。

4.3.9 コミュニケーションはレクリエーションで活発になる

最近では、福利厚生に力を入れる企業が増え、「社内コミュニケーションが高まった」という声を聞くことも多くなりました。レクリエーション関係のイベントは一定のコストはかかりますが、それなりの効果が出ているようです。

---

7) ゼロイン:「社内コミュニケーションに関する意識調査2008」、2008年6月(http://www.zeroin.co.jp/)

参加しやすいように終業後、職場単位で行われる「納涼祭」や「ビアパーティー」「ボウリング大会」、健康志向の「サイクリング」や「ウォーキング」、さらには全社的な「運動会」を復活させる企業も増えてきました。

また、「社内コンテスト」や職場単位での「地域社会貢献活動」、終業後の「職場交流会」など従業員同士が目的をもって集う場をつくり、コミュニケーションを図る事例も見られます。最近まで減少の一途をたどっていた「社員旅行」も意外と人気があるようです。

さらに、社会貢献や自然環境など社会的な課題をテーマに社内公募したイベントを行うことで、職場の枠を超えた全社的一体感を醸成する企業もあります。

4.3.10　企業発展のためには活発なコミュニケーションが欠かせない

イベントを通じて社内の風通しをよくすると、コミュニケーションの量と質は飛躍的に上がっていきます。このコミュニケーションは大きな熱量を孕んでおり、この熱が従業員のモチベーションを高め、新しい事業への活力ともなります。

社内のコミュニケーションをいかに密にできるかが、企業進展の鍵であるともいえます。社内コミュニケーションを密度の高いものとする方法は会社の数だけあるといえます。重要なのは参加した人が納得できるものや、実際に効果の出るものなど改善を重ねていくことです。

活発なコミュニケーションを通じて初めて信頼関係が生まれます。従業員が会社、仕事、仲間を誇りに思う関係性を生むためには、まずは身近にいる人に声を掛けていくことから始めることが重要です。経営者をはじめ従業員一人ひとりが第一歩を踏み出さなくては、何も始まりません。

4.4 モチベーション(動機づけ、やる気)

4.4.1 モチベーションの重要性

　日本企業のグローバル化が進むなか、国際間競争に対する従業員の関心も高まりつつあります。しかし、外資系企業の経営者は、日本人の「モチベーション＝やる気」は低いと考えているようです。その理由と従業員のモチベーションを上げる方法を以下、考えてみましょう。

　「全従業員のうち3％」。ある調査で浮かび上がった、「会社に貢献したい」という意欲の高い日本人の割合です[8]。この調査によると、こうした傾向は長きにわたり続いています。もう少し質問を絞り、「私は、会社の成功のために、求められる以上の仕事をしたいと思う」という問いを投げかけても、海外の企業では実に78％の従業員が「非常にそう思う」と答えたのに対し、日本の企業でそう答えたのは、半数を下回る49％に留まりました。日本人は昔の活力を失ってしまったのでしょうか。

　こうなった理由としては、低成長の長期化、企業の業績不振、それによる従業員の報酬の減少、管理職ポストの削減など、さまざまなマイナスの要因が絡み、「組織のためにがんばることが自分のやりがいだ」と言い切れなくなっている現状があります。

　また、経営者に対する不信感も大きな理由の一つです。売上至上主義による目標管理制度の間違った運用が行われてきた結果です。本来、評価は従業員が以前より成長した部分、つまり、能力開花を確認し、加点法でそれを評価することにありました。ところが最近では、従業員に短期的な目標設定を求め、減点法で評価するやり方が多くなりました。こ

---

[8] アデコ：「組織と人の今とこれから　モチベーションの本質を探る」(http://www.adecco.co.jp/vistas/adeccos_eye/32/)

4.4 モチベーション(動機づけ、やる気)

れでは、従業員一人ひとりが目標や希望をもちにくくなってしまいます。

成長期の日本企業には、従業員がやってみたいと思うことを「やってみろ」といえるだけの経営的な余裕があり、責任がとれる上司もいました。しかし、20年近く厳しい経済環境が続いた今の日本の組織には、そのような大きなチャレンジを任せられる経営資源を投入する余裕を失っているところも多いため、上司自身も短期的な目標に縛られ、ノルマも課されており、部下に挑戦を促すことが難しくなっています。部下の積極的な意志や夢を尊重できない上司は、部下から尊敬されなくなるのは当然です。

日本人は、昔から「あの人みたいになりたい」とある特定の人物に私淑することで、モチベーションを高める傾向がありました。しかし、今の管理職は自身の仕事が忙しいうえに以前ほどの裁量はなく、また、自らの目標達成のために、仕事ができる部下とばかり仕事をし、そうでない部下の面倒を見なくなったようです。そのため、若年層をはじめ、多くの部下が上司に憧れを抱かなくなったのではないでしょうか。上司像が魅力的に見えなくなったことは、若手が昇進意欲を失うことにも直結しています[9]。

4.4.2 周囲から承認してもらえる環境が意欲につながる

プレイング・マネージャーが増え、部下とのコミュニケーションに十分な時間をさけない上司が増えたことも、従業員のモチベーション低下の一因と考えられます。一般的に周囲から自分を評価し承認してもらう環境がなくては、モチベーションは上がりにくいと思います。今の上司は、部下の仕事をじっくりと見る余裕を失っています。そのため、若手

---

[9] アデコ:「組織と人の今とこれから モチベーションの本質を探る」(http://www.adecco.co.jp/vistas/adeccos_eye/32/)

を中心に、「もっと自分を認めてほしい」という不満因子が溜まっていると考えられます。

人は人から感謝されることに喜びを見い出し働くものです。しかし、利益優先主義は社会への貢献感を感じにくくしています。

自分の仕事が、世の中や人のために役に立っていると思うことができれば、モチベーションの原動力にもなります。それがなければ、やらされているという感覚が漂い、つまらなく感じられます。そして、一度でもそう感じてしまうと、何に対しても消極的になり、モチベーションは下がったままになります。自らの仕事の意味が見い出せない人は、働きがいを感じることはできないのです。

米国のジャーナリスト、ダニエル・ピンクが提唱する『モチベーション3.0』[10]をはじめ、モチベーションの考え方では自己実現欲求にもとづき、「自分で湧き立たせるもの」という考え方が支配的です。しかし、実際に日本人が実行するには「その考え方だけでは難しい」と思います。

崇高な理念をもち、それを自らの力で遂行していくことができる人などごく一部です。自分が達成したことやうまくできたことを上司や同僚が聞いてくれることでやりがいを実感することができるのです。日本人がモチベーションを高めるのには、他者の存在が必要なのです。

4.4.3　一人ひとりのモチベーションが企業業績に結びつく

経営者や人事担当者が「モチベーション」を「永遠のテーマ」というのはなぜでしょうか。

ハードな施策だけでは、企業は一定の範囲までしか成長しません。それ以上の成長や成功を達成するためには、従業員の自発的な貢献意欲が必要なのです。その一要素となるのがモチベーションです。

---

10)　ダニエル・ピンク 著、大前研一 訳：『モチベーション3.0』、講談社、2010年

4.4　モチベーション(動機づけ、やる気)

　どのようにすれば従業員のモチベーションは高められるのでしょうか。これまで行われてきた最もオーソドックスな手法は「①　賃金などの報酬を上げる」「②　昇進させる」「③　会社への帰属意識をもたせる」などでした。しかし、現在の日本企業の多くは、収益を内部留保する傾向があり、従業員の報酬には反映させません。管理職ポストも減少傾向にあり、従業員同士がコミュニケーションを図るイベントや施策も全体としては減っています。人の欲求に際限はないので、報酬の増加や昇進の効果は一時的です。そして、会社が好きなだけでは、やる気は続かないものです。

　従業員が持続可能なモチベーションを実現するためには、過剰な負担がなく、心身ともに健康的に働ける活気ある職場であることが重要です。上司や仲間との関係が良好で、仕事に必要な情報が行き届き、ある程度の裁量や権限が与えられた生産性が高い職場であることが、大前提になります。

　環境要因にマイナスがあると、従業員のやる気は低下してしまいます。また、最近は若者を中心に、企業の社会的使命に対する意識が高い従業員が多いとの指摘があります。つまり、自分のやっていることが社会の役に立っていることを実感できる職場で、自分の役割を果たそうと働くことが、大きな動機となっているのです。「あなたの仕事は、世の中のために、このような意義がある」ことを示すことが経営者や管理職、人事担当者の大切な役目になっています。

　やる気スイッチの入れ方は、企業の業態や業種、職種、年代、性別などによって、さまざまです。現場の上司が部下一人ひとりを個として扱い、観察し、承認することが求められています。

　多くの企業ではすでに、人事考課や目標管理システムの運用などの場面で、上司と部下が面談する制度を導入しています。そのときに、上司が部下の働きを認め、励ますことは効果的ですが、それだけでは不十分

です。同じ人間でも、時期により、あるいは環境や家庭の事情などにより、モチベーションのレベルは刻々と変わっていきます。管理職は、「今部下にとって何が重要なのか」「今後は何をやりたいのか」「どういうスタイルで働きたいのか」について、こまめに聞く必要があります。

しかし、会社が現場の上司に求めることは質量ともに多く、上司は常に大きな負担を抱えているのが現実です。そこで経営や総務・人事が現場をサポートする全社的体制をつくることが必要です[11]。

4.4.4 総務・人事、経営、管理職が一体となって取り組むべき課題

総務・人事の部署は「従業員にとって何がやる気スイッチなのか」「モチベーションを低下させている要因は何なのか」などを全社的な調査を通じて探り、正確な現状把握を行い、それを人事戦略に落とし込むのが大きな役割です。例えば、何となく惰性で働いている「モチベーション」の低い「ぶら下がり社員」が多いようなら、「その背景は従業員の現状認識の甘さなのか」「会社の施策の不具合なのか」「従業員の能力の問題なのか」を明らかにしたうえで対応を考えます。

逆に「モチベーションは高いのに転職意欲も高い従業員が多い」という場合もあります、その背景を知るとともに積極的にキャリアアップや昇進などの機会を与えるチャンスをつくる対応が必要になります。現状を正確に把握できていれば、総務・人事がやるべきことは、自ずと見えてくるはずです。

総務・人事が「従業員の単なるお世話係、苦情受付係」となっているケースも少なくありません。しかし「単なるお世話係」なら外部委託す

---

[11] アデコ:「組織と人の今とこれから モチベーションの本質を探る」(http://www.adecco.co.jp/vistas/adeccos_eye/32/)

4.4 モチベーション(動機づけ、やる気)

ることは十分に可能です。総務・人事は「現場と経営の架け橋」となることがその使命となります。「受け身」ではなく真の問題を明らかにして、経営者にも直言できる「責めの姿勢」が必要です。

総務・人事が「従業員の意識調査をして終わり」では結果は出ません。経営陣がこれらのデータを積極的に活用し、経営方針をはじめ組織風土づくりを行うことが重要です。年月がかかってもやり抜く姿勢が大切です。

従業員のモチベーションを高める牽引者の「要」は、現場管理職です。従業員から信頼される管理職の育成が急務です。管理職の育成方法は「信頼される職場リーダー育成7S」で行い継続します。これは、「①　部下に親しい声掛けをする」「②　部下の話をしっかりと聞く」「③　すべきことに気づく」「④　部下のサポートをする」「⑤　仕事を進める技能を磨く」「⑥　それらを習慣とする」「⑦　信頼が生まれる」というサイクルです(**図4.1**)。

人は感情で動く生き物です。モチベーションが行動を左右します。フードディフェンスを確固たるものにするためには、現場で地味な活動を継続させるためのモチベーションづくりをする人材の育成が急がれます。

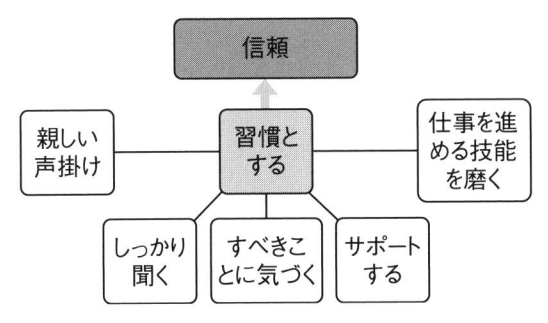

図4.1　信頼される職場リーダー育成7S

4.5 従業員満足度が顧客満足度に結びつく

　消費者ニーズの多様化や競争激化を背景に、経営目標に「顧客満足」を掲げる企業が増えています。マルハニチログループの理念にも「私たちマルハニチログループは誠実を旨とし、本物・安心・健康な「食」の提供を通じて、人々の豊かな生活文化の創造に貢献します」[12]とあります。これは顧客満足を述べたものと理解できます。顧客のニーズを把握し、それに応えることによって顧客を満足させ、企業業績やイメージの向上につなげていくというものです。

　最近では、顧客満足の前提となる「従業員満足」を経営目標とする経営者が出てきました。「顧客満足を高めるためには、従業員の満足度をまず高める必要がある」という考え方です。

　従業員の満足度を高めることは、従業員に愛社精神と顧客を大事にする心をもたせることとなり、その結果、一人ひとりが高い意欲で仕事に取り組むようになります。その心はやがて顧客にも通じ、企業の利益も増加していきます。従業員満足度を向上させると、以下のような順番で好循環が起こります(**図4.2**)。

　① 従業員モチベーションの向上。
　② 顧客満足度の向上。
　③ リピーターによる利益の向上。
　④ さらなる従業員モチベーションの向上。

「従業員満足度が顧客満足度に直結することを体感した」と筆者の親しい友人が話してくれたことがあります。彼はある会社の総務人事部に勤務しており、就職活動中の学生を対象に、会社説明会を開催すること

---

12) マルハニチロホームページ(http://www.maruha-nichiro.co.jp/corporate.html)

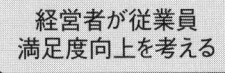

4.5 従業員満足度が顧客満足度に結びつく

図 4.2　従業員満足度向上による企業発展のスパイラル

を任されていました。「なんとかこの会社に 1 人でも多くの良い人材を入社させたい」という思いが強く、その仕事に誇りとやりがいを感じていました。プライベートの時間も惜しまずに、良いと思った学生にはこちらからアプローチをし、入社を勧めていました。その甲斐あって良い人材が毎年入社してくれたそうです。

しかし、経営者はその努力を認めてくれませんでした。彼は退職を決意しました。それを境に彼のモチベーションは消え、マニュアルどおりに淡々と業務をこなすだけという状態になりました。結果は明確なものでした。総務人事担当者の心の状態が反映したのでしょうか。次年度からの新卒入社人員は半減し、良い人材と目される人はまばらでした。

2013 年に起きた冷凍食品への農薬混入事件の真の原因は、従業員満足度をないがしろにしたことにあるといえます。「農薬混入事件に関する第三者検証委員会」の報告によると、2013 年 4 〜 12 月までにアクリフーズ群馬工場内における原因不明の異物混入が 12 件もありました。これは、工場内に不満をもつ従業員が複数存在している可能性を示唆するものです。また、これは事件の「予兆」とも捉えることもできます。しかし、会社側はそれを認めようとはせず、ただの「異物混入」としての処理に止めました。安全で高品質の食品を消費者に提供し続けるとい

89

第4章　フードディフェンスと労務管理

う食品企業としての使命は軽視され、効率やコストカットを重視したことが今回の事件を招いたといえます。

以上の理由により、**4.1.1 項**で提示した問題への答えは以下のようになります。

① このような内部犯行事件を防ぐには、どのようにすればよいか。
- 従業員満足度の向上を最優先すべきです。

② フードディフェンスと労務問題の関連性はあるか。
- 大いにあります。いくら立派な制度やシステムを入れても、それを動かすのは人間です。従業員の「心の問題」、つまり、労務問題をまず考えなければ、フードディフェンスは成り立ちません。

③ アクリフーズ群馬工場だけの固有の問題か。
- 大半の日本企業が同じような「従業員不満足」になっていると考えられます。
- 経営者は、低成長期の今こそ、目先の効率やコストカットを考える前に、もう一度基本に立ち返って、経営資源として最も大切な「人」に対し、真剣に向かい合うべきです。
- 従業員が満足し、顧客も満足し、その結果、業績が伸びて企業も成長する。そんな「良い会社」を増やす活動が広く行われていくことが、今後の日本経済全体が活性化していくポイントとなるでしょう。

第5章

❖

各種国際規格とフードディフェンス

5.1 はじめに

　本章では、フードディフェンスに関して国際規格などではどのように記述されているのかについての概要を紹介します。ここに紹介する規格などは、認証(第三者の審査を受けて、適合していることを確認してもらうこと)だけでなく、自主運用(第三者の審査を受けずに、自分たちで進めていくこと)も可能です。本章を読むことで、国際的なフードディフェンスの規格・基準が明確になり、自社での取組みをどこまでやったら良いのかのヒントが得られます。

　各規格を読む場合には、「要求事項に合致させるために何か新しいことをする」という姿勢で初めから読むのではなく、まず、要求事項に書かれていることを自分たちは実施していないかどうかを確認してください。もし、まったく実施していなければ、そのとき初めて何をすればよいかを考えましょう。また、一部のみ実施している場合は、不足部分のみ何か追加すればよいでしょう。

　規格や基準はあくまでも道具であり、何かをするために使うもので、決して使われるものではないことに注意してください。

5.2 FSSC 22000

5.2.1 概要

FSSC 22000(Food Safety System Certification 22000)とは、次の3つの規格から構成されている規格です。

① ISO 22000(食品業界全体の食品安全に関する国際規格)[1]。

② 関連するPRP[2]要求事項(GMP[3]や食品衛生7Sといった一般衛生に関する規格):食品製造にはISO/TS 22002-1[4]、食品用包装容器製造業にはPAS 223[5]という規格があります。

③ 追加要求事項(FSSCが独自に追加している要求事項):追加要求事項については、FSSCのホームページにて確認ができます。フードディフェンスに関連する追加要求事項は現在(2014年10月時点)のところありません。

FSSC 22000という規格は、組織全体で安全な製品の製造を実現していくために、組織が守らなければならないことが書かれた規格です。FSSC 22000は、Foundation for Food Safety Certificationという団体が作成した規格であり、この団体が認可した組織が審査を行い、問題がなければFSSC 22000の認証を受けることができます。この認証を受け

---

1) ISO(International Organization for Standardization:国際標準化機構)は、ISO 9001やISO 14001が有名です。ISOは一つの団体で、規格の発行を行っています。その規格を使って審査を行い、第三者として認証を与えるのが審査機関とよばれる組織です。そして、その審査機関を認定する組織が各国に1つあります。この認証を受けることで、組織として食品安全に取り組むことが可能になるとともに、外部に対して、食品安全に対する取組みをアピールすることもできます。
2) PRP(Prerequisite Programme)は、PPともよばれています。
3) GMP(Good Manufacturing Practice)は、適正製造規範と訳されています。
4) TS(Technical Specification)は、技術仕様書と訳されます。
5) PAS(Publicity Available Specification)は、一般仕様書と訳されます。

第5章　各種国際規格とフードディフェンス

ることで、組織として食品安全に取り組むことが可能になるとともに、外部に対して、食品安全に対する取組みをアピールすることもできます。

近年、多くの組織がこのFSSC 22000を導入および認証されています。FSSC 22000の特徴の1つとして、PRP要求事項が詳しく記述されていることが挙げられます。食品製造業に該当するPRP要求事項は、ISO/TS 22002-1となります。

ISO/TS 22002-1には、食品製造業として前提となる敷地・施設・製造現場内の管理、廃棄物の管理、購買先の管理、ペストコントロール、製品表示、清掃・洗浄および殺菌・消毒などについて要求事項が明確になっています。そして、そのなかにフードディフェンスに関する要求事項が含まれています。

ISO/TS 22002-1のなかには、「食品防御、バイオビジランス及びバイオテロリズム」という章があり、そこでフードディフェンスに関する要求事項が明確にされています。しかし、この規格では、フードディフェンスに関して、「悪意のある汚染に対する予防手段は、この技術仕様書の範囲外である」と明記されています。これは、「従業員は悪いことをする存在だ」という考え方にうまく適合する規格はないという判断かもしれません。

5.2.2 **最も重要なテーマ・ポイント**

ISO/TS 22002-1にもとづくフードディフェンスを行うために必要と考えられるものは、ハザード分析表の作成、予防手段(ハード面とソフト面)の実施およびセキュリティマップの作成です。

(1)　ハザード評価表

製品に対するサボタージュ、破壊行為またはテロリズムの潜在的な行為によるハザードを評価し、表にしたものです(表5.1)。

5.2 FSSC 22000

表5.1 ハザード評価表(例)

ハザード	想定されるエリア	起こる可能性	起きたときの重大性	リスク	管理方法
持込による農薬の混入	屋外の貯水槽	中	大	高	蓋の施錠および総務課による鍵の管理
	屋外の原料ホッパー	小	中	中	蓋の施錠および製造課による鍵の管理
	屋内の貯液タンク	大	小	高	監視カメラの設置および入室制限
試験室にある薬品の混入	屋内の貯液タンク	大	小	高	監視カメラの設置および入室制限
	充填ホッパー	中	小	中	監視カメラの設置および入室制限

注1) 起こる可能性:他業種も含め起きたことがある場合は大、10年以上前に起きたことがあれば中、過去に起きた事例がない場合は小となります。
注2) 起きたときの重大性:生死にかかわる場合は大、入院が必要なら中、通院で済む場合は小となります。
注3) リスク:可能性と重大性の何れかが高なら大、中なら中、両方とも小なら低となります。
注4) 本表を作成することだけで、必ずしもISO/TS 22002-1のフードディフェンスに関する要求事項を満たしているとは断言できません。

　まず、自社の敷地および工場のなかを巡回し、「どこで、どのようなことが起こりそうか」(これがハザードです)を考えてみてください。このときには、考えられる限り、可能性のあるものをすべて列挙するようにしてください。例えば、「貯水槽に外部の人や内部の人が、倉庫に保管してある工業用潤滑剤を大量に入れる」といったことです。これは、可能な限り多くの人で行うのが理想的です。そのとき、「起こり得る」あるいは「起こり得ない」と意見が分かれた場合は、とりあえず多数決

で考え、考えたハザードを表にしてください。この表を一般的にハザード評価表といいます。

　ハザード評価表にハザードが列挙されたら、次に各ハザードについて、リスク（重大さと起こりやすさの組合せ）を考えます。重大さとは、そのハザードによる危害が発生した場合の生命に対する重大さを指しています。起こりやすさは、自社はもちろんのこと、同業他社などの過去の事例から、どの程度起こり得るのかを指しています。例えば、前述の貯水槽の事例で考えると、工業用の潤滑油を使っており、死亡することもあるため重大さは5点、そして、潤滑油の持ち出しは他業種を含めて過去に起きたことはなく、自社で保管している薬剤なので起こりやすさは2点となり、それぞれの点数をかけ合わせて合計10点となります。

　リスクを考えるときに大事なことは、可能な限り客観的に判断できるように、明確な手順と基準を設定することが必要です。死亡が最も重大なリスクとなります。重大さと起こりやすさに点数をつけて、その掛け算でリスクが高いかどうかを判断し、その結果をハザード評価表に記入する方法が一般的です。

(2)　予防手段

　ハザード評価の結果にもとづき、適切な予防手段を講じることが重要です。ハザード評価の結果から、対策の優先順位が明確になります。そして、その優先順位に合わせて予防手段を講じます。

　ハザード評価表で、リスクが高いと考えられたハザードに対して、予防手段を考えて、実施する必要があります。例えば、ハード的な対策としては、リスクの高いエリアの入室制限（暗証番号、指紋認証、カードキーなど）やハザードの原因となる薬剤棚の施錠管理などが予防手段に当たります。しかしながら、必ずしもハード的な対策のみが必要なのではなく、ソフト的な対策でも十分実施可能な場合もあります。例えば、

5.2 FSSC 22000

注意を要するエリアで本来作業する人かどうかを帽子や制服の色で識別できるようにするという方法も有効かもしれません。また、社内の挨拶活動も、フードディフェンスに一役買っているかもしれません。

フードディフェンスに多額の予算を投入できる場合は問題ありませんが、限られた予算の範囲内で効果的なフードディフェンスを行うためには、ディフェンスをする場所や方法を絞り込む必要があります。その絞込みがハザード評価の結果となるわけです。

(3) セキュリティマップ

潜在的に注意を要する区域を識別し、地図化し、アクセス管理することが重要です。まず、ハザード評価の結果から潜在的に注意が必要な区域を識別し、地図化します(**図 5.1**)。衛生区域のゾーニング(高清潔区、準清潔区、汚染区など)がありますが、フードディフェンスの区域分けをイメージしてください。

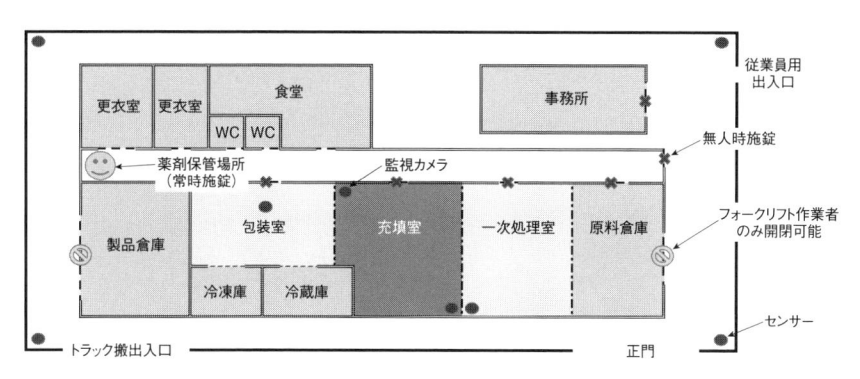

注) 本図を作成することだけで、必ずしもISO/TS 22002-1のフードディフェンスに関する要求事項を満たしているとは断言できません。

図5.1 セキュリティマップ(例)

5.2.3 まとめ

　FSSC 22000全体で考えると、ISOをもとに構成されているので、すでにISO 9001やISO 14001を導入している組織には取り組みやすいかもしれません。

　ISO/TS 22002-1の要求事項にもとづくフードディフェンスを行えば、ハザード評価により、限られた資源（人・物・金）を有効に活用することができるようになり、また、現在の取組みの根拠も明確になります。根拠が明確になることで、何か問題が起きたときには、その状況に応じた改善が可能になります。さらに、流通や取引先といった外部からフードディフェンスへの取組みや現状の取組みの根拠に関する問合せがあった場合でも、明確に回答することが可能になるでしょう。

　本節では紙数の都合によりISO/TS 22002-1の概略のみを紹介するにとどめました。詳細については、ISOまたは日本規格協会から発行されているISO/TS 22002-1を入手し、直接確認されることをお勧めします。

5.3 PAS 96

5.3.1 概要

　PAS 96[6)]とは、「食品・飲料の防除―食品・飲料およびそのサプライチェーンへのテロ攻撃の検出及び抑止のためのガイドライン」のことです。このPAS 96は、食品および飲料産業の従業員に対して、自社の事業へのリスク評価およびリスク減少を支援し、そして攻撃の影響を緩和させるために、幅広いガイドラインを提供しています。PAS 96そのものは、FSSC 22000のような認証のための規格ではなく、組織が自主的に導入することを意図しています。

　前述のFSSC 22000と同じく、このPAS 96でも、記載されたガイドラインを全面的に採用しても「悪意のある攻撃を防ぐことは不可能である」と記述しています。ただし、ガイドラインを採用することで、「悪意のある攻撃の可能性を低減させ、外傷性の影響を軽減させる」とも記述しています。つまり、「悪意のある攻撃を防ぐことはできないけれども、攻撃の可能性を低減させ、影響を軽減させることができる」としているのが、PAS 96なのです。

　PAS 96は、以下の内容について記述されています。

- 食品およびフードサプライに対する、悪意ある、イデオロギー的に動機づけられた(テロ攻撃の)脅威：食品およびフードサプライチェーンが置かれている状況やフードディフェンスの目標について記述されています。
- フードディフェンスの幅広いテーマ：人のアクセスが比較的容易であること、原材料のサイクルの速さ、人のサイクルや季節労働

---

6) PAS(Publicity Available Specification)は、一般公開仕様書のことです。

者の存在など、取り組むべきテーマは広範囲であることを記述しています。
- 想定：優れた取組みに関する情報源が記述されています。
- 脅威評価重要管理点：脅威評価重要管理点の重要性や概要について記述されています。
- 脅威の評価：脅威をどのように評価するのかについて記述されています。
- 要員の安全の保証：採用前も含めた、工場の中で働く人の管理について記述されています。
- 建物と敷地のアクセス管理：車両、要員、訪問者、郵便物・宅配便および携帯カメラの管理について記述されています。
- 関連区域へのアクセス管理：攻撃されやすい区域の管理について記述されています。
- 輸送車両の安全な保管：保管および輸送について記述されています。
- 材料へのアクセス管理：化学薬品といった材料の管理について記述されています。
- 工程へのアクセス管理：攻撃を受けやすい工程の管理について記述されています。
- 攻撃から回避するための不足事態対応計画：緊急時対応について記述されています。
- フードディフェンスの方法の監査および検討：フードディフェンスに関する最新情報の重要性について記述されています。

5.3.2 最も重要なテーマ・ポイント

PAS 96 では、フードディフェンスの目標は、以下のように記述しています。

- 悪意ある攻撃の可能性(機会)を減少させる。
- 攻撃の重大性(影響)を減少させる。
- 組織の評価(ブランド)を保護する。
- 食品を保護するために「相応の」手段がとられていることを顧客、マスメディア、および社会に再保証する。
- 国際的な期待に適合し、および同業者および取引相手の作業を支援する。

そして、PAS 96 の特徴の1つとして挙げられるのが、TACCP とよばれるもので、これは Threat Assessment Critical Control Point の頭文字をとった言葉です(脅威評価重要管理点と訳されます)。

PAS 96 にもとづくフードディフェンスを行うために必要と考えられるものは、脅威評価表の作成および評価結果にもとづく対策の実施です。

(1) 脅威評価表

PAS 96 の要求事項から、脅威評価表(**表 5.2**)に記述する必要がある項目には、次のようなものがあります。

- 特定の組織、場所、または製品を標的にしたいと望んでいる、個

表5.2 脅威評価表(例)

脅威となる個人やグループ	標的となり得る製品	証拠	攻撃されやすいエリア	評価
突然の退職者	A ガム	同一製品または同一製造日製品で5件以上の嘔吐や入院が起きた場合	屋外の貯水槽	・農薬原液 18L ・劇物薬品 1L
クレーム対応に満足されなかったお客様				
クレーマー			屋内の充填タンク	
勤務態度が大きく変わった従業員				

人またはグループ：例えば、社内の体制に不満をもっている人やクレームなどで著しく憤慨されている方、有名なブランドを狙う愉快犯的な人たちが含まれるかもしれません。
- 将来の攻撃者の要求を満たす製品の、汚染の可能性を評価した結果：「狙われやすい製品があるのか？」「その可能性は？」などを評価します。例えば、有名であればあるほど、その製品は狙われやすいかもしれません。
- 急性傷害をもたらす、悪意ある製品汚染の現実性に関する判断を知らせるための、一連の証拠の収集：既存の事例や工場内の状況などが証拠になるかもしれません。
- 特定の食品のサプライチェーンにおける重要な脆弱性に関する組織内での合意：原材料から流通までの間で、攻撃を受けやすい箇所を明確にします。この場合、まずは「従業員は悪いことをしていない」と考えていくことが必要です。
- モデル汚染物質について、工程、包装、および保管に関する影響の半定量的評価：「何をどれくらい入れられたら影響が出るのか」などを考えます。例えば、大型タンクに500mlの農薬を原液で入れられた場合、どれくらいの発症が起こるのかを考えます。

(2) 評価結果にもとづく対策の実施

ここでのポイントは、攻撃成功の確率を非常に低くするための、適切な管理手段の実施の実施です。つまり、ゼロにするのではなく、確率を非常に低くするというのが重要です。

5.3.3 まとめ

PAS 96 は、フードディフェンスに特化した内容になっていますので、記載内容の一つひとつを考えていくことで、自らの組織の現状把握と弱

5.3 PAS 96

い部分の洗出しが可能となります。そして、TACCPにより、限られた資源(人・物・金)を有効に活用することができるようになります。そして、それを第三者に保証することも可能です。

　また、PAS 96 では、万が一フードディフェンス上の事故が起きた場合でも、その被害を最小限にするためにはどのようにすればよいかということも考えています。これまでの日本でのフードディフェンス事例は、被害の拡大を十分に食い止めることができなかったという反省もありますので、その点でも PAS 96 は効果的ではないでしょうか。

　本節では紙数の都合により PAS 96 の概略のみを紹介するにとどめました。詳細については、BSI(英国規格協会)や日本規格協会から発行されている PAS 96 を入手し、直接確認されることをお勧めします。

5.4 SQF コード

5.4.1 概要

SQF コードの SQF（Safe Quality Food）は、FSSC 22000 と同じように認証のための規格です。認証を得ることで、サプライヤー（供給者）が以下の事項にコミットメントするための意思表示ともなります。

- 安全で質の高い食品を製造する。
- SQF コード要件を順守する。
- 適用される食品関連法規を順守する。

SQF は、Safety Quality Food Institute という団体が、規格を作成し、この団体が認定した組織が審査を行い、問題がなければ SQF の認証を受けることができます。この認証を受けることで、組織として食品安全に取り組むことが可能になるとともに、外部に対して、食品安全に対する取組みをアピールすることもできます。

SQF コードは、以下の3つのレベルに分かれており、それぞれのレベルで要求事項も異なります。

① レベル1：食品安全の基礎。新規企業および発展中の企業のためのレベルで、GMP などの要件と食品安全の基礎部分の要素のみが対象となる。

② レベル2：レベル1の要件をすべて含み、さらに、ハザードと危害の除去・予防・軽減措置を特定するために、製品および製品に付随する加工の食品安全リスク分析が完了していなければならない。

③ レベル3：レベル1とレベル2の要件をすべて含み、かつ製品および製品に付属する加工の食品安全リスク分析が完了しており、品質低下発生予防のために講じる措置を表明する。

どのレベルを選ぶかは、導入する組織が決定します。まずは自己分析を行って、自分たちの組織が、現在どのレベルにいるのかを考えてから取り組むことが必要でしょう。

5.4.2 最も重要なテーマ・ポイント

SQFコードでは、各レベルで以下のようなフードディフェンスに関する要求事項が明確にされています。なお、レベル2およびレベル3については、前のレベル（レベル2ならばレベル1、レベル3ならばレベル1と2）と重複している箇所は削除しています。

① レベル1：食品安全の基礎
- 意図的な行為が原因の食品への不純物混入を予防する手法、責任および基準の文書化、実施、維持。
- 以下を含む実施手順
  —管理責任者の氏名。
  —許可された人のみが、決められたアクセスポイントを通して、製造および保管区域にアクセスできる手法。
  —注意を要する工程について、意図的な混入から守るための手法。
  —原材料、包装資材、備品および化学物質の安全な保管。
  —最終製品の安全な保管および輸送。
  —従業員、契約業者および訪問者の敷地へのアクセス記録と管理。

② レベル2：ほとんどレベル1と同じですが、以下、太字の部分のみ追加されています。
- 許可された人のみが、決められたアクセスポイントを通して、**収穫物、製造に使用する品、車両**、製造および保管区域にアクセスできる手法。

③　レベル3：レベル2と同じ内容です。SQFにもとづくフードディフェンスを行うために必要と考えられるものは、以下の文書や記録と予防手段です。
- アクセスポイントと各エリアに入る人を明確にした図面。
- 原材料、包装資材、備品および化学物質の施錠などによる安全保管。
- 無人時の施錠徹底や車両の施錠など最終製品の安全な状態での保管および輸送。
- 入退室記録などによる人の入退室管理。

5.4.3 まとめ

　SQFコードにもとづきフードディフェンス対策を行うことで、現状に即した対策を行うことができます。また、レベル1からレベル3までの組織の状態に合わせて基準が異なりますので、段階的な対策の実施が可能であると考えます。

　本節では紙数の都合によりSQFコードの概略のみを紹介するにとどめました。詳細については、SQFのホームページなどからSQFコードを入手して、直接確認されることをお勧めします。

5.5 その他の規格・基準

　FSSC 22000、PAS 96、そしてSQFコードにおけるフードディフェンスについて説明してきました。これら3つは、国際規格としては比較的よく知られているもので、日本でも取り組まれている事例は多いと聞きます。しかしながら、これらの規格以外にも、フードディフェンスに関する規格・基準がありますので、そのなかから2つ紹介したいと思います。

5.5.1　TAPA認証制度

(1)　概要

　TAPA(Transported Asset Protection Association)は、米国のハイテク製品メーカー、その製品の輸送業者、監査法人などにより、1997年に組織化された非営利団体です。そのTAPAが、製品の輸送・保管中の紛失や盗難を防ぐためのセキュリティ規格を作成し、認証も行っているのが、TAPA認証制度です。この認証を受けることで、組織としてセキュリティ対策に取り組むことが可能になるとともに、外部に対して、セキュリティ対策に対する取組みをアピールすることもできます。食品業界を念頭に考えられた規格ではありませんが、食品業界にも取り入れることができる項目もあります。

　TAPA認証制度の審査項目は、8つの大項目と、25の中項目、そして73の個別要求で構成されています。

(2)　最も重要なテーマ・ポイント

　TAPA認証制度の審査項目のなかで、食品企業にも関連すると思われる内容を以下に列記しました。以下の記述は、要求事項に関する内容

第5章　各種国際規格とフードディフェンス

ではなく、あくまでも筆者の意見となります。

■倉庫施設および一部の手順に関する項目
【周囲のセキュリティ】
- CCTV（監視カメラ）システム：監視カメラを効果的に使うことで抑止力になります。
- 照明：例えば、夜間人が通ると照明がつくなどです。
- 周囲の警報装置・探知機：外周のフェンスにセンサーをつける方法もあります。
- 事務所の出入口：出入口を限定することも重要です。

【施設ドック／倉庫（ドックとは船渠や波止場のことです）】
- 貴重な製品の保管区域確保：セキュリティレベルが高い区域を確保することが重要です。
- 倉庫出入口の不使用時閉鎖：食品工場でも昼休みも含め、不使用時や人が長時間いなくなる場合には閉鎖が重要です。
- CCTV監視システムによる監視：監視カメラを効果的に使うことで抑止力になります。
- モーションセンサー警報装置：人の動きなどを感知して警報が鳴ることで、不審者の侵入が早期に発見できます。

【セキュリティシステム】
- 警備システムのモニタリング：警備システムが日常的に機能しているかどうかを確認します。
- 侵入警報システム：例えば、休業日や関係者以外立ち入り禁止区域への侵入があった場合の警報システムにより、不審者の侵入が早期に発見できます。

- CCTVシステムの録画：録画時間もフードディフェンスに影響します。例えば、賞味期限や消費期限よりも録画保管期間が短いと、有事の際に確認できなくなります。
- カードシステムによるアクセス管理：カードキーによる入室を行うことで、入場者が制限できます。
- 警備システムの保守：システムが適切に作動するかどうかの保守が重要です。

【セキュリティ手順】
- セキュリティ手順の適切な文書化：文書化には、文書どおりに実施することも含まれています。
- 法律の制約内での経歴確認：雇用者などの経歴を確認して、事前に不審人物かどうかを確認する際には、法令の枠内で行う必要があります。
- 従業員の雇用・退職に関する管理：従業員が不満をもって退職する場合、その後の行動にも注意が必要かもしれません。また、雇用前や雇用中も、従業員の行動や精神状態の確認が重要です。

【トラックのセキュリティ要求事項】
- 運行計画の順守：当初予定されていた車両番号と運転手ではない場合は、注意を行ったり、運送会社へ確認することが必要かもしれません。また、工場に来る前にどのようなルートで来たのかも可能な限り確認しておくと安心かもしれません。
- 荷積および荷受の管理：荷台の施錠には注意が必要です。

【セキュリティ強化に関する要求事項】
- 運転者に対する教育訓練：大事な製品を運送する運転者に対して

も、フードディフェンスに関する教育訓練は必要です。特に、ブランド名が書かれたトラックは、狙われやすいかもしれません。ちょっとした買い物でも、鍵をつけたままにしないようにするなど、注意の徹底が重要です。
- 輸送車両の護衛：鍵をしなければいけない箇所には鍵をする程度でも、まずは十分です。また、何か不審点があれば、必ず運転者から連絡が来るようにしましょう。

(3) まとめ

　食品安全は、「農場から食卓まで」の安全を考えています。そのため、食品製造業の方々からすると、自分たちの手を離れた所、つまり、最終製品の保管や輸送段階での安全にも注意が必要となります。ただし、自分たちの手を離れた後については、管理できる範囲は決まっており、すべてを管理できるわけではありません。しかしながら、このTAPAのような規格を、保管業者や輸送業者の選定や評価に有効に活用してもよいのではないでしょうか。そうすることで、より「農場から食卓まで」という原則が守られます。

　本項では紙数の都合によりTAPAの概略のみを紹介するにとどめました。詳細については、TAPAアジア日本支部のホームページにアクセスし、TAPA認証制度の審査項目を入手して、直接確認されることをお勧めします。

5.5.2　AIBフードディフェンス

(1)　概要

　AIB（American Institute of Baking）とは、米国製パン研究所のことです。製パン・製粉技術者の育成のために設立された機関ですが、現在ではフードセーフティ部をAIB内に設立し、工場内での食品安全衛生

管理の構築、強化の支援を行っています。

一方、日本ではJIB(Japan Institute of Baking：日本パン技術研究所)が設立され、AIBとライセンス契約を結び、AIBフードセーフティ指導・監査システムを日本へ導入しました。この指導・監査を受けることで、組織として食品安全に取り組むことが可能になるとともに、外部に対しては、食品安全に対する取組みをアピールすることもできます。

AIBフードセーフティ指導・監査システムの主な目的は、以下のとおりです。

- 異物混入事故の防止と低減。
- HACCPの基礎構築と強化。
- 会社組織全体の意識強化。
- 従業員の意識改革促進。
- 自主検査の効率化。
- 顧客満足の達成。
- 流通・供給元の管理と信用。

AIBフードセーフティ指導・監査システムは、以下の6つの項から成り立っています。

① フードディフェンスプログラム。
② 屋外と屋上。
③ 従業員と訪問者プログラム。
④ 原材料の受入。
⑤ 施設の作業。
⑥ 最終製品の保管と出荷。

以下では、今回のテーマであるフードディフェンスプログラムについてのみ紹介します。そのほかに関して興味がある場合は、JIBのホームページでご確認ください。

第5章　各種国際規格とフードディフェンス

(2) 最も重要なテーマ・ポイント

　AIBフードセーフティ指導・監査システムのフードディフェンスプログラムに関して、AIBフードセーフティ部によりチェックリストが作成されています。なお、以下の記述は、「従業員は悪いことをしない」という信念にもとづいたフードディフェンスを行うための追記であり、指導・監査システムとは何ら関係ありません。

① 施設の脆弱性評価が実施されているか：施設のなかで攻撃されやすい箇所を評価して特定します。評価表の作成が望まれます。

② 危機管理チームがあるか：チームメンバーの専門性や役割も明確にしておく必要があります。専門性と役割も記述したチームメンバー表の作成が望まれます。

③ 製品回収プログラムがあるか：実施できる回収のための手順を文書化することが必要です。

④ 危機管理チームは、6カ月に1回、模擬回収テストを行っているか：模擬回収テストでは、前述の製品回収プログラムが効果的に機能するかどうかを確かめる必要があります。「製品回収プログラムどおりに実施できたのか」「どこか追加・変更する箇所があるのか」も含めた模擬回収演習結果記録の作成が望まれます。

⑤ 個人やチームに、フードディフェンスに関する責任を割り当てているか：必ずしも個人である必要はなく、1人に負担がかかりすぎるようであればチームで対応することも必要です。役割分担表や職務分掌の作成が望まれます。

⑥ 最低3カ月ごとに、フードディフェンス検査を屋外とシステムに実施しているか：フードディフェンスのために設置しているものなど、きちんと作動するのかを確認する必要があります。作動確認記録があると、さらに有効かもしれません。

⑦ 重要な法令・規制当局への連絡先リストがあるか：関係者への

連絡先リストです。携帯電話は変更されている場合もありますので、リスト内容の確認が必要です。

⑧　郵便物や宅配便に対して対策があるか：郵便物に毒物が付着している、あるいは同封している可能性も否定はできません。不明な郵便物や宅配便の対応手順書の作成が望まれます。

⑨　食品安全に対して重要なコンピューターやデータに対するセキュリティはあるか：一見フードディフェンスとは関係ないように思えますが、原材料の投入量や投入の順番などをコンピューターで管理している組織にとっては重要な事項かもしれません。ITセキュリティ手順書の作成が望まれます。

⑩　施設が管理している施設外の倉庫、製造施設、配送作業がプログラムに盛り込まれているか：管理できる範囲に限界があるとは思いますが、可能な限り施設外についても管理が必要です。セキュリティ方法に記述した外部委託先管理手順書の作成が望まれます。

⑪　顧客・消費者の苦情処理プログラムがあり、不正行為を調査する手順があるか：これまでの事故では、意図的な混入の可能性の判断が遅れたことで、被害が拡大しています。単なる味覚の違いではないと組織で判断する基準などを明確にしておく必要があります。

⑫　委託先や自社のディフェンスを行うための手順書と会社の考えがあるか：会社の考えとは、会社の方針のことであり、会社の姿勢ともいえます。会社の考えを文書に明確にし、それを実現するための手順書の作成と実施が望まれます。

(3)　まとめ

AIBのフードディフェンスに関するプログラムのチェックリストは、

第5章　各種国際規格とフードディフェンス

かなり具体的になっています。このチェックリストのすべてを満たす必要は、必ずしもないかもしれませんが、現状のフードディフェンスレベルを確認するには、良いチェックリストです。

本項では紙数の都合によりAIBフードディフェンスの概略のみを紹介するにとどめました。詳細については、JIBのホームページにアクセスし、AIBフードディフェンスチェックリストなどを入手して、直接確認されることをお勧めします。

以上、本章ではさまざまな国際規格のフードディフェンスについて紹介してきました。すでにお気づきの方もいらっしゃるかもしれませんが、実は規格による違いはそれほどありません。記述が具体的かどうかの違いはありますが、内容的には同じです。つまり、以下のようなステップで行うのが、効果的なフードディフェンスの手法の1つだということは一致しているのです。

① ステップ1：自分たちの組織の弱点やディフェンスの対象となる人を明確にする。
② ステップ2：弱点に対して人が何をするかを評価する。
③ ステップ3：現状でどの程度防ぐことができるかを確認する。
④ ステップ4：不足があれば対策を強化する。その際、ハード面だけでなく、ソフト面からの対策も考慮する。
⑤ ステップ5：一度決めて実施した対策が守られ、引き続き効果的であるかを確認する。

第6章

❖

実践事例の紹介

第6章 実践事例の紹介

6.1 ネスレ日本㈱におけるフードディフェンスの取組み

6.1.1 ネスレ日本㈱の概要

　ネスレ日本㈱は明治時代にその日本支店を横浜に開設して以来100年余、日本の消費者の方々に食の喜びを届け続けてきました。現在、ソリュブルコーヒー、キットカットなどの主要販売品目は国内工場で生産しています。ほかにも新たな食の喜びを届けるため、ネスレのグローバルネットワークを最大限に活かし、世界中から最高の品質の食品をお届けすることをその使命としています（**図6.1**）。

年	ネスレの歩み
1913	ネスレ・アングロ・スイス煉乳会社が英国ロンドンの極東輸出部の管轄で、横浜に日本支店を開設。
1922	日本支店、神戸に移転。
1933	淡路島の藤井煉乳と提携。藤井乳製品㈱を設立し、国内生産体制になる。その後、同社は淡路煉乳㈱と改称。
1940	日本支店がネスレ・プロダクト・カンパニー神戸支店と改称。
1960	淡路煉乳㈱とネスレ・プロダクト・カンパニー神戸支店の業務を一体化し、ネスレ日本㈱発足。
1961	ネスレ日本㈱として、初のTVCM「ぼくネスカフェです」放映。
1965	ネスカフェ国内生産に向け姫路工場完成。翌年生産開始。
1967	姫路工場でマギー製品の国内生産開始。マギーブイヨン、ネスカフェ ゴールドブレンド発売。
1969	ネスレ ブライトクリーミングパウダー発売。
1971	姫路工場でネスカフェ ゴールドブレンド国内生産開始。
1973	島田工場完成。ネスカフェの生産開始。ネスレ ミロ発売。
1978	霞ヶ浦工場完成。ネスレ ミロ、ネスレ ブライト国内生産。

図6.1　ネスレ日本の歩み

6.1 ネスレ日本㈱におけるフードディフェンスの取組み

年	ネスレの歩み
1979	ネスレ クレマトップ発売。
1980	ネスカフェ プレジデント発売。
1986	ネスプレッソ発売。
2005	ネスレベンディング㈱の業務を開始。 ネスレ栄養科学会議設立。
2006	ネスレ日本㈱を中心に5社体制で組織再編。 自販機事業の提携変更により9月からネスレ日本㈱、ネスレマニュファクチャリング㈱、ネスレコンフェクショナリー㈱、ネスレピュリナペットケア㈱の4社体制に。
2007	ノバルティスニュートリション㈱がネスレ グループに参加。 ネスカフェ ドルチェ グスト発売。
2008	ノバルティスニュートリション㈱がネスレニュートリション㈱として活動開始。 ネスカフェチャージ発売(現 ネスカフェエコ＆システムパック)。 ネスプレッソ事業部がネスレネスプレッソ㈱として活動開始。
2009	ネスカフェ バリスタ発売。
2010	組織再編により1月からネスレ日本㈱、ネスレマニュファクチャリング㈱、ネスレニュートリション㈱、ネスレネスプレッソ㈱の4社体制に。 7月からネスレ日本㈱、ネスレマニュファクチャリング㈱、ネスレネスプレッソ㈱の3社体制に。
2011	ネスレ日本㈱がネスレマニュファクチャリング㈱を吸収合併。 ネスレネスプレッソ㈱との2社体制に。

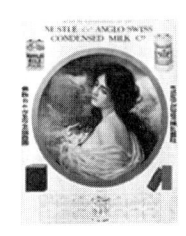

1922年のネスレ・アングロ・スイス煉乳会社のカレンダー

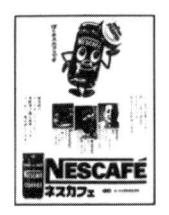

1961年のNESCAFÉ新聞広告

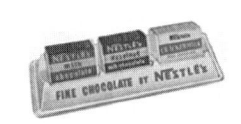

1961年輸入のネスレチョコレート

図6.1 つづき

6.1.2　ネスレ日本㈱のフードディフェンス

■ FSSC 22000 の一部としてのフードディフェンス

　1993 年、ISO 9001 に範をとり、食品産業である自社向けに、現在広く使われる用語となった PRP の項目や食品安全マネジメントシステムの要素までをも一部組み込んで発行した NQS（Nestlé Quality System：ネスレ品質システム）が、ネスレの食品安全・品質に関するグローバルスケールでの組織的な取組みのスタート地点となりました。

　当時、食品産業向けに構築された国際規格は皆無というなかでの企業独自での NQS の構築は輝かしいものでしたが、食品産業界の要請を受けて 1 つ、また 1 つ、発行されてくるほかの国際規格の優位性が徐々に目立ってくることとなりました。

　国際規格の食品安全マネジメントの観点からのネスレ独自規格に対する優位性は ISO 22000：2005 が世に出た時点で歴然としたものとなりましたので、ネスレグローバルは、それを機会に NQS を全面改訂することを決意し、2007 年に現在の NQMS（Nestlé Quality Management System：ネスレ品質マネジメントシステム）が満を持して投入されました。

　この NQMS の特徴は、NQMS をネスレグローバルでの共通運用規格とし、その前提条件として ISO 22000：2005 認証取得をも、その構成部分として取り込んだという点です。つまり、NQMS 適合維持のためには ISO 22000 認証取得とその維持が前提となっているわけです。

　また、ISO 22000 を包含する全体像である NQMS 自身についても、外部機関による審査を受けるという二重の外部認証システムとなっています。あくまで、客観的に自身の適合性を第三者に判定してもらい、内部のなれ合いを徹底して排除するという意図を NQMS は明確に表しています。ネスレ日本㈱では 2008 年に、NQS より NQMS へ移行、同時

6.1 ネスレ日本㈱におけるフードディフェンスの取組み

に ISO 22000 認証を取得しています。

　ISO 22000 については、発行以前より食品産業界がその PRP 面での不足を指摘し続けてきましたし、ネスレグローバルもまた同じ路線上で改善を要請していました。食品業界の PRP の集大成ともいえる PAS 220 の策定に、ダノン、クラフトフーズ、ユニリーバとともに積極的に取り組んでいたこと、食品産業として目指す PRP はどのような全体像をもつべきなのか世に問いかけようとしたことに、その関心の高さがみてとれます。

　PAS 220 が ISO/TS 22002-1 という技術仕様書として確立され、PAS 220 要求項目が ISO/TS 22002-1 という形で、すべて FSSC 22000 に取り込まれていく過程を確認した後、ネスレグローバルは、ISO 22000 から FSSC 22000 への切替えを推奨し始めました。

　この流れを受けて、ネスレ日本㈱でも、その傘下3工場において、2011 年、ISO 22000 から FSSC 22000 への切替えを実行しました。すでに ISO 22000 を取得していたという背景があるため、FSSC 22000 認証の準備段階においての大きな動揺は経験しませんでしたが、PRP 項目が大きく増え、その一つひとつの解釈をどうしていくのか、そして新たに追加されることとなったフードディフェンス項目をいかにネスレ日本㈱に与えられている環境下で、現実的な形で構築していくかが関心事となったことはいうまでもありません（**図 6.2**）。

　FSSC 22000 については、ネスレグローバルにおいても先行事例が皆無でしたので、認証準備段階では国内 FSSC 22000 認証取得済み企業の見学、外部講習の参加、そして認証機関と具体的事例についての解釈のすり合わせを行い、準備に万端を期すこととなりました。

　ISO/TS 220002-1 の 18.1 項（テロ対策）、18.2 項（アクセス管理）の具体的な解釈は悩ましいものですので、諸外国での運用例について外部審査員との数次にわたる確認を積み重ねました。その結果として、ネスレ日

第 6 章　実践事例の紹介

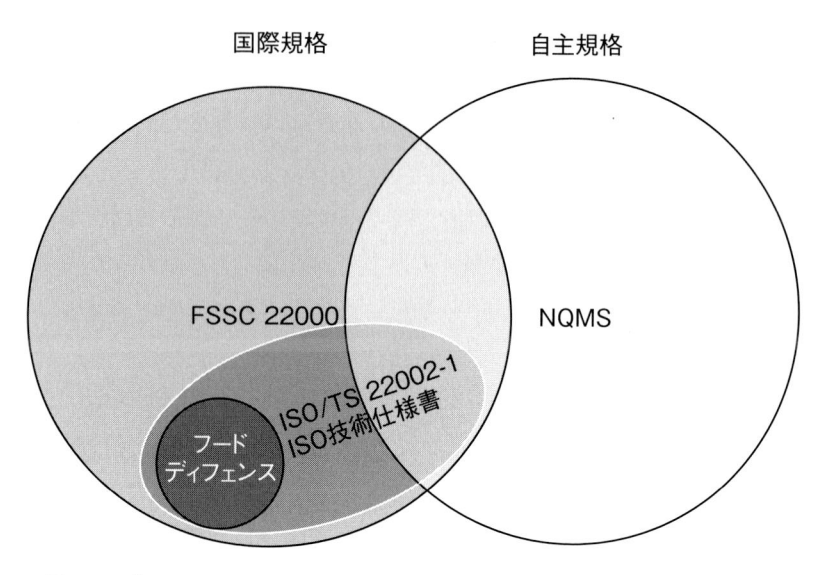

図 6.2　ネスレにおける FSSC と NQMS、フードディフェンスの位置づけ

　本㈱では、18.1 項（テロ対策）については日本の風土下ではテロが起き得る可能性は非常に小さいことをその判断理由として、ほぼ全面的に除外することとなりました。つまり、18.2 項（アクセス管理）に注力した展開を実施したわけです。

　ここでフードテロという概念を明確にする必要を感じます。テロというのは、あくまで組織の存在を背景とするものです。思想・信条などを共通基盤とするある組織が、その対立関係にあると信じる他組織に対して、軍事によらない手段で、相手組織に対して致命的なダメージを引き起こすことを企図する活動をいいます。テロは、たった一人で実行されることもありますが、その実行の背景には、必ずマインドマスターとしてのテロ組織が介在しているものです。

　9.11 同時多発テロ以降、食品産業には簡単に毒物を混入しやすい脆弱点が多いと流布されて、フードテロリズムが大きな流行語のようになっ

6.1　ネスレ日本㈱におけるフードディフェンスの取組み

た時期がありました。また、メディアも識者もあまりにも安直にフードテロという用語をさまざまな事件に当てはめて使用したため、用語の運用上の混乱を引き起こしたことは否定できません。

　ここで念のために申し上げるとすれば、和歌山ヒ素カレー事件(1998年)、冷凍餃子への農薬混入事件(2007〜2008年)などは、決してフードテロの範疇に入るものではなく、個人的な恨みによる毒物混入事件という内部の関係者を犯人とする刑事事件であったということです。

　過去、世界で起きた事件でそれが純粋にフードテロであったと断言できるものは、1984年に米国オレゴン州で起きた狂信的な宗教集団によるレストランのサラダバーへのサルモネラ菌混入の一事例のみにとどまります。

　日本という国家はいまだ社会的な安定を維持しており、現在に至るまでもテロ組織が食品産業をターゲットにしたという事例を聞きません。さらには食品を汚染させる行為であるフードテロという地球上で過去30年間に1回だけ起きた事件が自身に降りかかってくるという可能性がどれだけあるのでしょう。冷静に考えてみたら、結論はあまりにも自明で「非常に小さい」となります。

　一部重複しますが、ネスレ日本㈱では、フードディフェンス対応は、ISO/TS 22002-1 の 18.2 項（アクセス管理）でカバーすることを決意したわけで、そこにはなんら特殊なツールや多大な出費要件は含まれておりません。簡単にまとめますと、以下の4点に尽きるわけです。

①　訪問者の守衛所での登録。
②　（建屋外からの侵入に向けての）監視カメラの配置と画像の保管。
③　不要なまたはアクセス管理すべき箇所のドアのロック。
④　薬剤管理。

　巷間でいわれている360度死角を生じないような監視カメラの配置であるとか、毎日作業場に入る前の身体チェックであるとかとは程遠い展

開となっています。

　ネスレでも、一部の国の工場では外来車の入構にあたって車の下を反射鏡で覗いたり、トランクを開けさせたり、従業員に対しても、守衛所でハンドバックやバックパックの中をチェックするという事例はありますが、そういった検査はあくまでその国の世情が不安定な場合に限られています。そのような国々を旅してみればすぐにおわかりいただけると思いますが、そこで中級～高級クラスのホテルに宿泊したときに受ける検査と同等レベルです。つまり、ネスレの工場で、フードディフェンス関連として設定されているセキュリティレベルは、その工場が所在する国のホテルで実施されているものとほぼ同等なのです。ネスレの工場では、その国で一般的なレベルと認識されているデューディリジェンスを採用しているに過ぎないということです。

6.1.3　フードディフェンスの今後

　今後フードディフェンスの水準をどのようなものにしていくのかは、各企業が悩まれる点だと思います。一時 PAS 96（図 6.3）が盛んに引用されたことがありましたが、そのタイトルはあくまでも「思想的に動機づけられた、あるいは他の形での、食品・飲料サプライチェーンへの悪意をもった攻撃を抑制、察知し、挫折させるためのガイド」であって、（通常、毒物混入を想定している）フードテロのみを対象とするものではなく、「フードチェーン全体の、どの箇所への、どのような攻撃をも対象としていること」を明言しておかねばなりません。

　PAS 96 を見ると TACCP（Threat Assessment Critical Control Point）という造語があり、その目新しさは注目に値しますが、その内容を読み解くといわゆるリスク分析にほかならず、また対策として挙げられているものもほぼすべてデューディリジェンスの範疇に入るものばかりであることに気づかれることと思います。

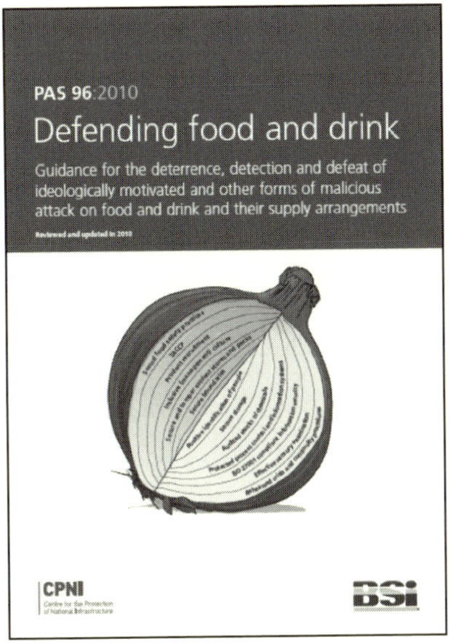

6.1 ネスレ日本㈱におけるフードディフェンスの取組み

図6.3 PAS 96 表紙

　PAS 96には、チェックリストが挿入されています。ネスレの一部地域でこのリストの応用編を作成し試用したということはありますが、それがグローバルに展開されようとした事実はありません。
　PAS 96がネスレにおいて普遍性をもたなかったかということについてはさまざまな議論があるでしょうが、この規格が英国を前提としたものであり、グローバルな展開をその視野に組み込んでいないということも阻害要因の一つでしょう。特に「Assessing the threat（脅威を評価する）」の章では、製品が、宗教的なあるいは文化的、あるいはモラル面での意味合いをもっていないか（ある特定グループの消費者を対象とした意図的な混入のターゲットになりやすくないか）とか、政治的にあるいは社会的にセンシティブな地域に工場が所在していないか、（英国王室に代表される）セレブの方々を従業員として雇って（王室対象のテロのターゲットにされやすくないか）いないかとか、英国社会が現在もつ暗

123

第 6 章　実践事例の紹介

闇の部分を反映した内容が多数見られるのも大きな要因であったはずです。

6.1.4　これからのフードディフェンスのあり方

日本で一般的に参照されている文書としては奈良県立医科大学の今村知明教授編纂の食品防御対策ガイドラインがありますが、その 2013（平成 25）年度版の序文のなかで初めて言及されているものとして、WHO の FOOD SAFETY ISSUES：Terrorist Threats to Food Guidance for Establishing and Strengthening Prevention and Response Systems があります（図 6.4）。

FOOD SAFETY ISSUES のなかの "2.3 Strengthening food safety management programmes" で、"Prevention of terrorist attacks does not always require high technology or great expense. Increased

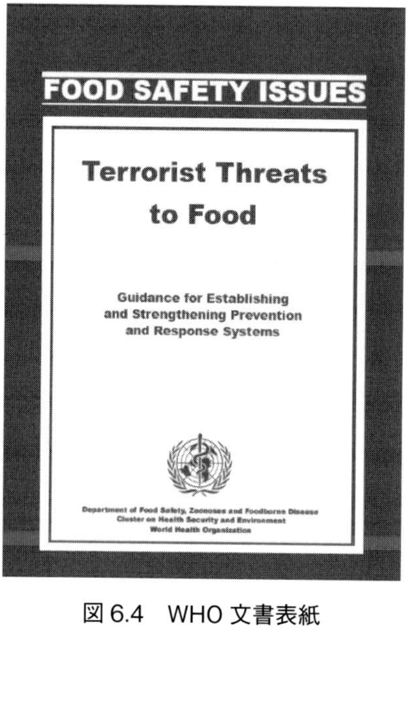

図 6.4　WHO 文書表紙

awareness of the problem and enhanced vigilance are among the effective measures that can be taken.(高度な防御システムや高価な出費ではなく、問題点がどこにあるかの認識と警戒態勢の強化こそが、食品産業に求められているものである)"と喝破されている点は注目に値します。

上記のメッセージを具体化するように「付則1」では、食品産業に期待する要件が羅列されていますが、それらはすべてデューディリジェンスの範疇に属するもので、例えば、監査カメラの必要性などについては一言の言及すらありません。

明確な記述はないですが、全体の要点をまとめると、フードテロに対する第一の防御線を設定するのは企業の役割であるとしているものの、そこに期待されているのは完全無欠の防御線ではありません。それよりもはるかに重要なものとして規定されているのが、フードテロを起こさせないために社会全体が連携してその抑止機能の強化にあたることであり、さらには、実際にテロが起きてしまった場合、社会としての即時対応能力を強化することです。

フードテロは、日本では起こり得る確率が低いものであるものの、国家安全保障の範疇に属する案件であり、一企業単独での対応にはおのずから限界があります。少なくともフードチェーン全体をとおしてそのなかでの自企業の役割を認識し、最低でも自治体、警察などとの連携を図りながら対策を行っていかなければ効果を期待し得ないものです。

この点では、(フードテロではなく個人による毒物混入事件であったものですが)アクリフーズ第三者検証委員会の最終報告に類似しています。毒物混入は完全には防止し得ないものです。そのため必ず起きることを前提とした対応を求めているわけです。

外部の犯人による衝動的な混入事件であれば、ほとんどの場合には簡単な防御線設定で抑止可能と思われます。まず、アクセスの管理、つま

り工場周囲にフェンスなどの障害物を巡らせ出入口を限定するなど、入構にあたっての登録を義務づけます。入構票を支給し、入構者の入っていけるエリアを指定します。そして、重要管理点（防御の脆弱点）への進入にあたっては着替え（そのまま着替えなしに入っていけば目立ってしまうという心理的なバリアをつくる）、エアシャワー、ローラー掛けなど、手間をかけさせることで、犯行を止めさせることは十分に可能です。

　しかし、内部に犯人がいた場合、かつ、その内部犯行者が周到に毒物混入の準備をした場合には、上記のような防御線はやすやすと破られてしまいます。このような内部犯行については、物理的な障害物の設定や監視カメラの配置というハード面での対応ではなく、企業風土や労務管理の観点から対策が打たれるべきです。内部犯行をハード面の強化のみに依存して解決しようとするなら、費用対効果の低い抜け道のない迷路を選択してしまうことになるといえます。特に監視カメラを工場全体で死角のないほどに配置するとなれば、その投資額は巨大となり、企業の経営を圧迫すらしかねません。

　2007年頃から米国のFDAが強く提唱しているものとしてEmployees **FIRST**という標語（図6.5）があります。簡単にいうと、「従業員が自分の職場を守るのは自分たちであると意識する」「お互いに気をつける」「異常を発見したら直ちに上司に報告する」という、いわゆる日本で古くから引用されている「人は城、人は石垣」に沿った考え方です。

- **F**ollow：食の防衛に関する職場の対策や手順に従う。
- **I**nspect：作業場とその周囲を点検する。
- **R**ecognize：普段と違う点に注意する。
- **S**ecure：すべての原材料や使用品、製品を安全に保つ。
- **T**ell：異常や疑わしい点に気づいたら、上司に伝える。

上記の頭文字をとってのFIRSTであり、もちろん「従業員が一番大

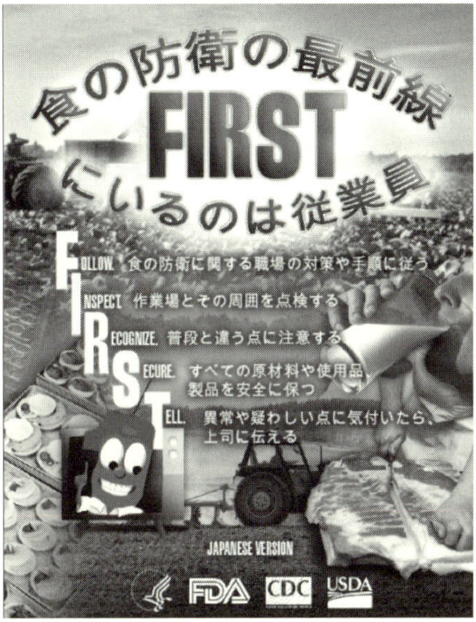

6.1 ネスレ日本㈱におけるフードディフェンスの取組み

図 6.5　Employees FIRST ポスター

事」という意味も込められています。「作業場とその周囲を点検する」という呼びかけのなかには、「お互いに気をつけようね」という意味も込められています。

　日本で現在配備されている録画カメラシステムは、技術的かつ致命的な欠点があります。「誰も画像を継続的には見張っていない」「異常があっても気づくのは事件が起きた後にレビューしてみて初めて」「犯罪の未然防止としては機能していない」などです。これは、犯罪後の犯人の特定には効果を発揮するかもしれませんが、それは事件がすでに社会を震撼させた後のことになります。この Employees FIRST は、それを補ってあまりあるものです。従業員の目というものは、そこに判断と即時対応という機能が組み込まれているために、まさにインテリジェントカメラとしての犯罪抑止効果を期待できるものです。

　Employees FIRST の考え方にもとづいて、従業員が「自分たちの職

場は自分で守るもの」と意識できるようになるためには企業風土や労務管理の正常化が前提となります。企業風土や労務管理の正常化なしに従業員の間に企業への帰属意識は生まれようもないからです。この意識を生み出す過程で、多くの内部犯行もその芽を摘まれていくことになることになると信じます。なぜなら過去の多くの内部犯罪が待遇への不満、人間関係での軋轢を起爆剤としたものであったからです。

6.2 愛麺㈱におけるフードディフェンスの取組み

6.2.1 愛麺㈱の概要

愛麺㈱は、四国地方の愛媛県松山市に本社工場をもつ製麺と調理麺の専門メーカーです。愛麺は、1949(昭和24)年創業の八西食品㈱(所在地：愛媛県八幡浜市)を母体として1974(昭和49)年に設立され、愛媛県内を販売エリアとして経営してきました。時代の変化とともに、殺菌剤を使用せずに製品のチルド化、いち早い低温物流への対応など、製品に対する消費者の信頼を第一義に置くことを常に心がけてきました。

平成に入ってからは、コンビニエンスストアの進出により、当社のお得意様にコンビニエンスストアが加わり、販路も四国全域と一部中国地方に広がり、素材製品の麺単体から最終製品の調理麺に製品主体も変わりました。また社員数もパートを含め、144名(うち女性82名)まで増えました。

こうした変化のなかで、製品に対する消費者の信頼を第一義に置くために、当社では「心をつかむ」をモットーにしています。

消費者であるお客様、販売していただける小売店様、そして製造に携わる当社の従業員、この3つの心をつかんだ物作りを心がけています。本節では、3つ目の「当社の従業員の心をつかむ取組み」について説明します。

6.2.2 品質管理室が行う取組み

(1) 品質管理担当による内部コミュニケーション

当社は製造部と商品部、総務課そして品質管理室に分かれています(図6.6)。品質管理室は製造や商品開発、総務にかかわらない独立した

第6章　実践事例の紹介

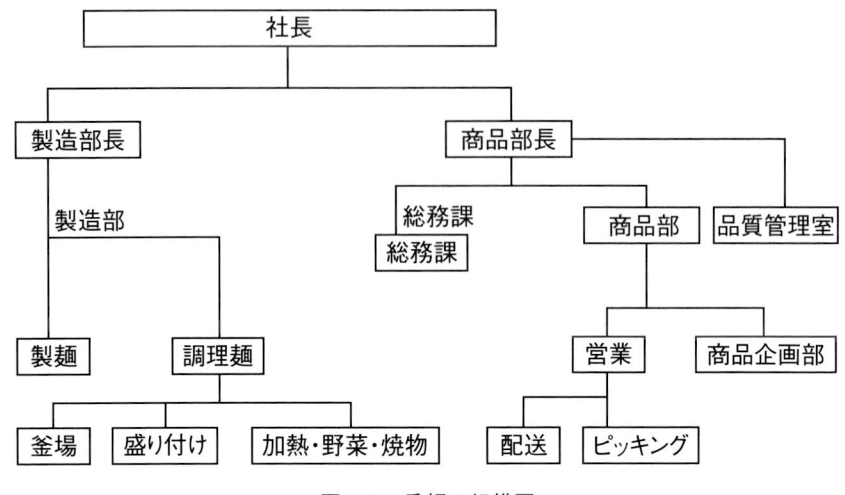

```
                    社長
           ┌─────────┴─────────┐
        製造部長              商品部長
           │          ┌────────┼────────┐
         製造部      総務課   商品部   品質管理室
    ┌──────┴──────┐   │        │
   製麺        調理麺  総務課    営業   商品企画部
    │      ┌────┼────┐      ┌──┴──┐
   釜場  盛り付け 加熱・野菜・焼物 配送 ピッキング
```

図 6.6　愛麺の組織図

部署となっています。品質管理室は女性が中心で、10名中7名が女性です。商品の微生物検査や科学的検査、商品のラベルの表示作成などだけでなく、工場の問題点の改善や改良、商品の品質を維持・向上するために従業員教育を行います。

入社時の新人教育は、品質管理担当が食品衛生に関するビデオなどを使って、「食品は安全がいかに大切であるか」について行います。また、入社して2週目に品質管理担当が新入社員と1対1で衛生ハンドブックを使って食品衛生や製造工程について勉強します（**写真 6.1**）。

日常的には定期的に部署ごとの衛生会議を開き、製造上の問題点やヒヤリ・ハットしたことなどを出し合って改善を行っています。

品質管理担当は1日に4回の工場巡回を行い、安全に製造を行っているかを確認します。そのときに毛髪混入予防のための粘着ローラ掛けや、手指のチェックなどを行います。また、検便結果や健康診断の結果についても定期的な面談などを通して報告し、結果によっては改善等を相談します（**写真 6.2**）。

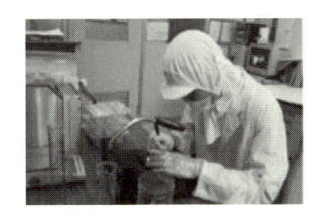

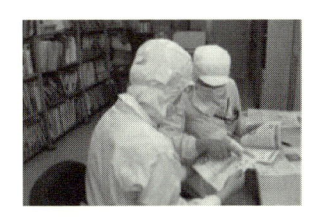

6.2 愛麺㈱におけるフードディフェンスの取組み

写真 6.1　品質管理室の様子

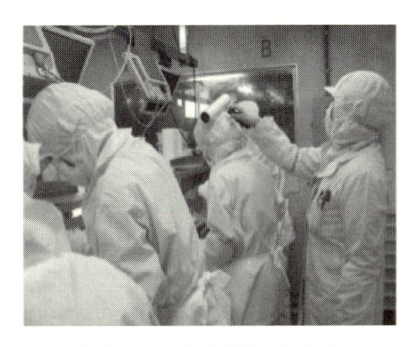

写真 6.2　工場巡回の様子

　品質管理室は洗剤、洗浄剤、殺菌剤も管理しています。こうして、洗剤などの数量管理が確実に行えます。また、毎日の製造終了後に各製造部門の担当者が品質管理室に洗剤をとりにきますので、そのときも従業とのコミュニケーションがとれます。そして、毎日の製造チェックリストについても製造終了後に担当者が品質管理室にもってきます。そのときに「チェックリストのチェック漏れはないか」「製造は工程管理の基準どおりに行えているか」について話し合います。また、品質管理室は、保育士や栄養士などの資格をもった者がいるため従業員にとっては、学校の保健室のように誰でも入りやすく話しやすい開かれた部署であり、メンター的な部署となっています。品質管理室が従業員の相談役になることで、退職を考えていたが復帰し頑張っている従業員も多くいます。
　このようにあらゆる機会を通じて日常的にすべての従業員とコミュニケーションをとります。このコミュニケーションが従業員満足につなが

第 6 章　実践事例の紹介

り、安全でおいしいものを製造しようという気持ちを絶えず持ち続けるのです。これこそが、当社のフードディフェンスの土台となっています。

(2)　品質管理室の活動

品質管理室では、安全な製品をつくるために洗浄チェック表や機械や部品のメンテナンスチェック表、蒸気殺菌の温度・時間管理表などの 56 種類のチェックリストを確認することで、従業員の仕事を見ています。不備があれば、その場で品質管理担当が問題点を指摘して、担当者と一緒になって改善を行います(**表 6.1**)。

また、品質管理室では、以下の事項などのチェックも行っています。

① 受入れ時の原材料の数量、賞味期限のチェックと記載。
② 準備室での開封、準備した原材料の数量、消費期限。
③ 下処理における使用原材料の数量、消費期限。
④ 発注数と生産数。
⑤ 下処理量が、商品使用量と廃棄量の合計と一致するかのチェック。

6.2.3　子育て支援制度の導入

当社では、女性が安心して働けるように、育児における利用可能な制度として公的な支援制度とは別に社内制度を設けています。その制度は、育児休暇、短時間勤務、所定外・時間外労働の免除、子供の看護休暇などです。

これらの社内制度を導入することで、会社が子育てに協力的であるということ、従業員を大切にしていること、従業員が働きやすい職場環境を実現していること、などのメッセージを送ることができます。実際、現在(2014 年 10 月)も 5 名の従業員が産休中です。こういったこともフードディフェンスの土台になるのです。

6.2 愛麺㈱におけるフードディフェンスの取組み

表6.1 日々の洗浄殺菌清掃チェック表(ゆで釜機械)

9. 釜場洗浄チェック表 (9)　　　　　　　　　　　　　　　　改訂日00000

	品管	責任者	担当者			

2008年　　月　　日

部分汚れチェック						
場所	チェック項目	V8	V4	焼	中華	餃子
茹釜のバケット	残った麺が、ないか					
歯車部分	残った麺が、ないか					
茹釜のふち	ぬるぬるしていないか					
オーバーフロー水槽	側面、底部分の汚れはないか					
わくの部分	ぬるぬるしていないか					
冷水槽のバケット	残った麺が、ないか					
※バケット最上部の送り	汚れていないか					
冷水槽のふち	ぬるぬるしていないか					
冷水槽の枠	ぬるぬるしていないか					
冷水槽の上の棒	ぬるぬるしていないか					
シャワーの上下	汚れていないか					
カム	汚れていないか					
芯棒	汚れていないか					
バキュウムの上	汚れていないか					

★点検

緑のタワシ	ほつれそうな部分はないか					

変換するときは×を記入する

★重要点検【ステンレスは、金属検出器に反応しない。製品に入ると危険】

バケット・シューター	ほつれそうな部分や変形はないか					
水切りブラシ	抜け、抜けそうな部分はないか					

次亜塩素酸ソーダの殺菌 (次亜塩素酸ソーダの量殺菌方法)						
ライン名	次亜の量	時間	担当者			
水きりブラシ	外し次亜つける	10分				
取り外した部品	蒸気殺菌 (5℃)	10分				
水タンク次亜塩素酸ソーダの補充	担当者		外在庫	本	営業在庫	本

※サークルKサンクスより次亜塩素酸ソーダの在庫を記録し、殺菌以外の目的で使用されていないかチェックを行う!!

蒸気殺菌の殺菌温度　時間			V8	V4	焼そば	中華	餃子
	殺菌時間 (○をつける)		20分	20分	15分	20分	20分
	殺菌温度 (5℃以上)温度を記入						
	担当者						

定期洗浄チェック　※名前の上から○をする。						
場所	方法	時間	担当者			
包装麺・モニター (日曜日)	ビニールの変換		1	2	3	4
アル包装変換 (水曜日)	アルミ鍋変換					
サニタリー配管洗浄 (日曜日)	配管をはずし洗浄・殺菌					玉井
天井部鉄板 (第3○曜日)	洗浄　蒸気殺菌	20分	西野	西野	土佐	玉井
バキュラム中 (土曜日)	ブラシ　鉄砲		西野	西野	土佐	玉井
フロアー (6・12月)	洗浄				6月	野田
第3木曜日					12月	野田
ポストフィルター圧	入口		kgm/cm²		適正圧0.6~0.8	
(火曜日)	出口		kgm/cm²		適正圧0.6~0.8	

※掃除日が休みのときも責任をもって担当者が別の日に掃除をする。

6.2.4　労務管理の見える化

　給与明細書に疑問をもつ従業員は大勢います。しかし、それを不満に感じながらも仕事を続ける方がほとんどです。当社では毎月の給与支給日に全従業員に給与明細書を手渡ししています。この際、内容に疑問や問題がないか承諾確認をとり、異議のある場合は、すぐに話合いを行い、解決します。例えば、「ボーナスに税金がかかる」ことに疑問を感じ、会社が余分に税金を支払わせていると勘違いして、不満をもっている従業員がいました。しかし、その従業員と給与明細書を渡すときに面談を行い、税金について説明しました。その結果、理解をして納得してくれました。このように従業員の疑問や不満をすぐに解決することで、気持ちよく仕事をしてもらえます。こうしたこともフードディフェンスの土台になります。

6.2.5　部署間、社員間における協力体制の構築

　当社の工場内には、現在16箇所にカメラが設置されています。2013年の冷凍食品への農薬混入事件後、同様の事件防止のために監視カメラの設置が広くいわれるようになりましたが、実は、当社のカメラは監視カメラではありません。11年前に工場を移転した際、4階建ての会社になったので、なかなか各部署間で情報交換やコミュニケーションができなくなりました。その解決策としてカメラを設置したのです。それと同時にカメラを通じて仕事状況を把握するため、各部署の責任者は全員、社内通話用携帯電話を持つことにしました。その結果、カメラを見ながらすぐに話すことができ、情報交換やコミュニケーションを即座に行えるようになっています。こういうことにカメラを使えば、チームワークを育成でき、生産の効率性も向上させられます。カメラは監視目的ではなく内部コミュニケーションのために用いるべきです。

6.2.6　まとめ

　近頃、ブラック企業という言葉が当たり前のように使われ、多くの企業がブラック企業だといわれる時代になっています。こうした風潮のなかで従業員は、今まで以上に会社に対し、不満を感じやすくなっています。だからこそ私たちは、今まで以上にコンプライアンスを遵守し、内部コミュニケーションを豊かにすることで、従業員が楽しく、生き甲斐をもって安心・安全に仕事ができる環境を提供できるように毎日奮闘する必要があります。従業員一人ひとりが安心・安全な美味しい製品を自分たちでつくっていると自負できる従業員を増やすこと、そして、従業員の心をつかむことが、社内におけるフードディフェンスになると信じています。

6.3 ㈱あわしま堂におけるフードディフェンスの取組み

6.3.1 ㈱あわしま堂の概要

㈱あわしま堂の創業は1927年、設立は1968年です。愛媛県八幡浜市に本社および本社工場があり、和洋生菓子の製造販売を行っています。関西地区には京都市に京都伏見工場があり、全体の従業員数は約800名、売上は約116億円（ともに2013年度）となっています。

製造アイテムは、大福餅やどら焼、みたらし団子などの和菓子やカステラ、ブッセなどの洋菓子を中心に120アイテムに及びます。生産能力は全工場合わせて1日に約110万個のお菓子をつくることが可能です。

6.3.2 企業理念は「美味しさつくり　笑顔つくり」

これは当社の企業理念であり、品質方針です。この「笑顔」とは、お客様（消費者・取引先）の笑顔（顧客満足）であり、私たち従業員の笑顔（従業員満足）を指しています。この企業理念を実現すること自体がフードディフェンスであると確信しています。

企業理念を実現するための3つの行動指針があります。

① 私たちはお客様に笑顔で喜んでいただける、美味しくて感動のあるお菓子をお届けします。
② 私たちはともに働く人々の人格・個性を尊重し、安全で働きやすく、かつ豊かさとゆとりが実感できる職場環境をつくります。
③ 私たちはうそをつかず、公正な態度で行動し、地域社会や環境の改善に貢献します。

この行動指針を従業員全員が常に意識することで、企業理念がますます堅固なものになるのです。

6.3.3　従業員満足を高めるための施策

(1)　会社業績の認知

　賃金の向上は従業員満足の大きな部分を占めていると思います。しかし、企業が活動するうえで、必ず業績は上下します。黒字決算が続くなどという保証はまったくありません。業績によって給与や賞与は変動することくらいは従業員全員が承知のうえで働いています。したがって、業績が振るわなければ賞与や昇給も少なくなるのは従業員もわかっているのですが、肝心の業績の状態がわからなければ不満や不安が生じます。

　詳しい数値ではありませんが、当社では自社の業績概要を社内ネットワークでオープンにしています。こうした情報を全従業員に周知し、内容を知らせておくのは金銭面での不満抑制のために必須だと思います。

　また、人事考課については一般的な一次評価と二次評価を行いますが、必ず評価者と本人との面談を経て評価を行うことにしています。この面談では、直接評価にかかわることはもちろんですが、評価者が被評価者の不安や不満、悩みに耳を傾ける重要な機会にしています。

(2)　福利厚生

　法令などで決められていることを遵守するのは当たり前として、それ以上のことを行うことが大切です。例えば、当社は女性が多い職場ですので出産や育児に関する制度が充実してきました。育児休業期間の延長のほか、特に男性やパート社員を含む子供が生まれた全従業員を対象に、5日間の育児休暇取得を義務づける制度を設けました（発表時には内外にかなりの反響がありました）。さらには育児短時間勤務の延長も行っています。これらの制度は女性従業員が中心となったプロジェクトチームにより実現したものであり、従業員の声を強く反映したものであるといえます。

また、介護の問題が生じたときの制度の充実や有給休暇の取得率向上、残業時間の短縮に関しての活動も積極的に推進しています。

私が学校を卒業して社会人になった時代(1978年)、残業は月100時間以上で、有給休暇をとらないことが「よく働く人」として評価されました。しかし、今ではまったく逆の評価が与えられることを、特に私と同じくらいの年配者は忘れてはいけません。

当社では、若手メンバーが中心になって、レクリエーション委員会を組織し、ソフトバレーボール、卓球、ボウリング、運動会などのスポーツイベントやバーベキュー、小旅行、クリスマスパーティーなどの企画、運営を行っています(費用は原則、会社負担)。また、部門内、部門間の親睦を深めるため、2カ月に一度、会社から最近は希薄になったといわれている「飲みニケーション」に対する費用の一部負担があります(忘年会や新年会にもこの制度が利用できます)。

このような福利厚生が、従業員満足のために、必要不可欠な時代へと変化しているのだと思います。

(3) メンター制度

上司とは別に指導・相談役となる先輩社員が新入社員をサポートする制度です。

当社では新入社員に歳が近い従業員が、仕事における不安や悩みの解消、育成を担当します。特に最近は縦のコミュニケーションのうまくない新入社員が多いなか、とても重要で有効な制度であると思います。この制度の経験者に聞きましたが、「少しだけでも年上の先輩に話を聞いてもらえるだけで、心が軽くなった」と話していました。

6.3.4 食品衛生7Sはコミュニケーションツールとなる

2000年に起きた大手乳業メーカーの低脂肪乳による大規模食中毒事

6.3 ㈱あわしま堂におけるフードディフェンスの取組み

件を契機に、消費者の食品および食品企業に対する目線が非常に厳しいものへと変化しました。

当社では、その頃から5S活動が細々とではありますが、育ち始めました。その後、食品衛生7Sに取り組み、その進捗に合わせ、商品事故の減少が認められるようになりました。この結果、経営者の理解と後押しを得られるようになり、今では加速度的に全社的な活動に成長しつつあります。まだまだ、食品衛生7Sの理想的な活動の域には達していませんが、食品安全ネットワークが2014年2月に開催した第7回「食品衛生7S実践発表会」では、優秀賞を獲得することができ、「今まで取り組んできたことは間違いではなかった」と確信しています。

さて、**第1章でも取り上げられた2件の農薬混入事件**において、会社内（アクリフーズにおいてはグループ会社間も含む）の内部コミュニケーションが非常に希薄であったといわれています。同じ食品業界にいる者としては、内部コミュニケーションが、2件の事件の根本原因になったのだと実感することができます。フードディフェンスに対し、内部コミュニケーションはそれほどまでに重要な要素なのです。

この内部コミュニケーションづくりについて、当社では食品衛生7Sの活動が重要な役割を果たしてくれています。

(1) 「挨拶」の躾

当社の従業員数は約800名です。性別の違いはもちろんのこと、高校を卒業して間もない10代の若者から、65歳付近の方までさまざまです。つまり、仕事に対する目的、価値観などもまったく違っていて不思議はありません。しかし、そんな「異質」なもの同士が、同じ場所で、同じ目標に向かって働くのが職場ですから、職場内のコミュニケーションを保つことは大変重要であり、また、大変難しい問題です。

私は「挨拶こそがコミュニケーションの入り口だ」と考えています。

相手を尊敬していることがわかるきちんとした挨拶がすべての始まりだからです。

　もちろん、挨拶は従業員間だけのものではなく、労使間におけるもの、外来者に対してのもの、あるいは地域住民の方に対してのもの、どれも同じように重要であるのはいうまでもありません。

　実際、私が他社の工場を訪問した際、従業員の元気で明るい挨拶がある工場は問題が少ないと感じました。外部からの不正侵入者であっても元気な声で「こんにちは！」と笑顔で挨拶すれば、そのまま退散するのではないでしょうか。

(2)　全員参加の小集団（ボトムアップ型）7S活動

　取引先の包装資材メーカーの工場点検をしたときのことです。この工場では全員参加で4〜5人の小集団活動による5Sを進めていました。4〜5人ですので、全員が主役です。会社もこの小集団による活動をしっかりとフォローし、評価していました。

　筆者は自分の経験からこの事例に接したとき、「これこそが内部犯行による異物混入に対する非常に有効なフードディフェンスである」と確信しました。

　どこの工場にも組織から浮いた存在、疎外されたような感じをもつ従業員は、1人や2人はいるものです。4〜5人の小集団が中心となってボトムアップ型の食品衛生7S活動が展開できれば、風通しの良い職場になります。これは浮いている人々にもよい影響をもたらすので、このような事件が起きる確率は低くなると思います。

(3)　従業員アンケート

　当社では、5S活動や食品衛生7S活動に対する従業員の意識調査を目的にアンケート調査を行っています。アンケート調査の結果、従業員全

員がこの活動に関して好意的に思っているわけではないことがよくわかります。「時間がない」とか、「職場が暑い」とか、活動などに対してマイナスの意見も必ず出てきます。こういったマイナス意見（従業員不満足）を吸い上げて、何らかのフィードバックを行うことは大変重要な活動だと思います。また、こういったマイナス意見のなかに事件の予兆が表れているかもしれません。従業員から出されるマイナス意見こそ目を背けることなく、大切にすべきです。具体例として、当社では、「職場が暑い」という意見に対し、WBGT（湿球黒球温度＝暑さ指数）を定期的に測定したうえで、エアコンの入替えを行ったことがあります。

　また、5S活動や食品衛生7S活動とは直結していませんが、年1回必ず全従業員対象の記名アンケートを行い、身上調査のほかに自分の職場についての意見や社内での職場異動の希望について書けるようにしています。もちろん、希望がすぐに実現するものではありませんが、欠員補充の際の参考にされます。

　例えば、2013年度、筆者の部署で欠員が発生しましたが、すぐに人事異動が発令され、スムーズに引き継ぎ作業を行うことができました。異動者も、もともと筆者の部署を希望していた者であるため、受け入れる側にとっても大変ありがたいことでした。

6.3.5　外部侵入者へのフードディフェンス

　内部の者による異物混入事件に対しては、ハード面の対策は一切不要と考えますが、残念ながら外部からの侵入者に対しては多少の対策は必要です。ただし、どれも常識的な範囲のものです。

(1)　監視カメラ

　工場の開口部には常時、監視カメラが作動し、録画しています。これには、外部からの侵入に対する抑止効果があります。監視カメラは、

「事後対策」になってしまいますが、当社の従業員のなかに不心得者はいないと証明してくれますので「従業員を守るカメラ」にもなります。

筆者は多数の監視カメラで従業員を死角なく、監視し続けるような工場で働きたくありませんし、そのことを経営陣も理解してくれています。

(2) 静脈認証システム

社内に自由に入ることができるのは登録している者に限定されます。登録されていない者は外来者となり、会社名、氏名、目的、入退場時間を記録してから社内に入ることができます。

(3) その他

食品工場の外部に原料倉庫があったり、受水槽があったりするような場合、該当箇所には常識的なやり方として施錠管理を行ってます。

6.3.6 まとめ

2013年の冷凍食品への農薬混入事件に関する「アクリフーズ第三者検証委員会」の最終報告にも出された、以下の8項目の改善要求事項について、当社ではそれぞれ現場を視察して検証を行ってきました。

① 食品防御に対する意識の向上。
② 監視体制。
③ 外部からの侵入に対する防止体制。
④ 外部からの危険物持込に対する防止体制。
⑤ 洗剤・殺虫剤・塗料の管理。
⑥ 危険物・異物混入防止対策。
⑦ 苦情発生時の対応。
⑧ 早期認知への対応。

以上の項目に対して、改善が確認されてきたため、当社は第三者によ

6.3 ㈱あわしま堂におけるフードディフェンスの取組み

り「日本で最高水準のフードディフェンス工場である」と評価されています。

その一方で、同じ最終報告には、約170台の監視カメラの設置やICタグによる入室制限などといった「性悪説」に立ったといわざるを得ない内容も含まれます。総評のなかで「事故を起こした工場として、現状ではフードディフェンス対応に偏らざるを得ない」とありますが、筆者にとっては「本当にこれでいいのだろうか」と、疑問に感じる部分も少なくありません。

しかし、アクリフーズの苦情受付の第一報から、対応のまずさ、対応の遅れについては対岸の火事とせず、真剣に見直す必要性を感じます。もし、当社製品において同じようなことが起きたとき、迅速で的確な対応が可能かどうかについて、品質保証、品質管理担当はもちろん、全社でシミュレーションしておくことが肝心であると考えます。また、早い段階での関係機関（特に保健所や警察）への相談を行うために常に最悪の状況を想定をしておかねばなりません。

アグリフーズの事件については、同じ食品工場として、「同じことが起きないか」「同じことが起きたらどうするか」を考え直す機会にしています。具体的な対策を進めるなかで、当社の企業理念および行動指針を達成するための手段としての従業員満足の向上活動、食品衛生7Sの活動の重要性を再認識することもできました。

以上、筆者は、従業員との信頼にもとづいた「従業員満足」と「食品衛生7S」、そして多少の「外部侵入者対策」を行うことが、今後のフードディフェンスにとって必要な施策になると考えます。

参 考 文 献

第 1 章
1) 斎藤勲：「冷凍ギョーザとメタミドホス、ジグロルボス」、『FOOCOM.NET』(http:www.foocom.net/fs/residue_old/2288/)
2) 厚生労働省ホームページ：「農薬マラチオンが含まれる食品の健康への影響について」(http://www.mhlw.go.jp/file/04-Houdouhappyou-11135000-Shokuhinanzenbu-Kanshianzenka/0000033992.pdf)
3) マルハニチロホームページ：「アクリフーズ「農薬混入事件に関する第三者検証委員会」中間報告(2014年4月30日)」完全版(https://www.maruha-nichiro.co.jp/aqli_info/info02.html)
4) マルハニチロホームページ：「アクリフーズ「農薬混入事件に関する第三者検証委員会」最終報告(2014年5月29日)」完全版(https://www.maruha-nichiro.co.jp/aqli_info/info02.html)

第 2 章
1) 米虫節夫 編：『こうして防ぐ！ 食品危害』、日科技連出版社、2003年。
2) 米虫節夫 編著：『食の安全を究める食品衛生7S(導入編)』(ISO 22000のための食品衛生7S実践講座 第1巻)、日科技連出版社、2006年。
3) 米虫節夫 監修、角野久史 編著：『食の安全を究める食品衛生7S(洗浄・殺菌編)』(ISO 22000のための食品衛生7S実践講座 第2巻)、日科技連出版社、2006年。
4) 米虫節夫 監修、富島邦雄 編著：『食の安全を究める食品衛生7S(実践編)』(ISO 22000のための食品衛生7S実践講座 第3巻)、日科技連出版社、2006年。
5) 米虫節夫 編：『どうすれば食の安全は守られるのか』、日科技連出版社、2008年。
6) 米虫節夫 編：『現場がみるみる良くなる食品衛生7S活用事例集』、日科技連出版社、2009年。
7) 米虫節夫・角野久史 編：『現場がみるみる良くなる食品衛生7S活用事例集2』、日科技連出版社、2010年。
8) 角野久史・米虫節夫 編：『現場がみるみる良くなる食品衛生7S活用事例集3』、日科技連出版社、2011年。
9) 角野久史・米虫節夫 編：『現場がみるみる良くなる食品衛生7S活用事例集4』、

参考文献

　　　日科技連出版社、2012 年。
10) 角野久史・米虫節夫 編：『現場がみるみる良くなる食品衛生 7S 活用事例集 5』、日科技連出版社、2013 年。
11) 角野久史・米虫節夫 編：『現場がみるみる良くなる食品衛生 7S 活用事例集 6』、日科技連出版社、2014 年。

第 3 章

1) 浅川芳裕：『日本は世界 5 位の農業大国　大嘘だらけの食糧自給率』、講談社、2010 年。
2) INSTITUTE FOR ECONOMICS & PEACE:Vision of Humanity（http://www.visionofhumanity.org/#/page/indexes/global-peace-index）
3) INSTITUTE FOR ECONOMICS & PEACE:Vision of Humanity「JAPAN」（http://www.visionofhumanity.org/#/page/indexes/global-peace-index/2014/JPN/OVER）
4) 産経新聞：「「信じられない」紛失スマホ、日本から戻る　8 カ月経て米男性の手に」、2014 年 7 月 9 日配信（http://sankei.jp.msn.com/world/news/140709/amr1407091205007-n1.htm）
5) 山田久美：「巨大地震にも備える新幹線「N700A」　開業から約 50 年間、進化し続けてきた」、日経ビジネスオンライン、2013 年 5 月 7 日配信（http://business.nikkeibp.co.jp/article/topics/20130501/247429/?rt＝nocnt）
6) 遠藤功：『新幹線お掃除の天使たち』、あさ出版、2012 年
7) 卯辰昇：「アメリカ不法行為損害賠償法の展開」、『損保ジャパン日本興亜総研レポート』、Vol.24、損保ジャパン日本興亜総合研究所ホームページ（http://www.sj-ri.co.jp/issue/quarterly/data/qt24-3.pdf）
8) マルハニチロホームページ：「社会への提案　2)　食品防御についての社会の備え」、「アクリフーズ「農薬混入事件に関する第三者検証委員会」最終報告（2014 年 5 月 29 日）」完全版、p.14（https://www.maruha-nichiro.co.jp/aqli_info/info02.html）
9) 笠原宏之：『日本の漢字』、岩波書店、2006 年。
10) 日立ソリューションズ・ビジネス：『世界大百科事典　第 2 版』、1998 年。
11) 日下公人：「現実主義に目覚めよ、日本！」、『SAFETY JAPAN』（http://www.nikkeibp.co.jp/sj/2/column/p/55/index.html）
12) 中島一彰：「米国におけるコミュニティポリシングの事例紹介」、『自治体国際化フォーラム』、自治体国際化協会、2011 年 4 月（http://www.clair.or.jp/j/forum/forum/pdf_258/07_gyosei.pdf）

13) 人民日報日本語版：「雨の中で試合後にゴミ拾いをする日本人　マナーある応援が好評」、2014年6月16日配信（http://j.people.com.cn/n/2014/0616/c94659-8741860.html）

第4章
1) 望月広愛：「「コンプライアンス」が企業に求めているものとは何か？」、2010年2月25日配信『日本の人事部』、2010年2月25日配信（http://jinjibu.jp/article/detl/tieup/314/）
2) 高橋克徳、河合太介、永田稔、渡辺幹：『不機嫌な職場』、講談社、2009年
3) 福田敦之：「社内コミュニケーションをいかに活性化させていくか？」、『日本の人事部』（http://jinjibu.jp/article/detl/manage/271/3/）
4) 稲盛和男：『従業員をやる気にさせる7つのカギ』、日本経済新聞出版社、2014年。
5) ゼロイン：「社内コミュニケーションに関する意識調査2008」、2008年6月（http://www.zeroin.co.jp/）
6) アデコ：「組織と人の今とこれから　モチベーションの本質を探る」（http://www.adecco.co.jp/vistas/adeccos_eye/32/）
7) ダニエル・ピンク 著、大前研一 訳：『モチベーション3.0』、講談社、2010年。
8) マルハニチロホームページ（http://www.maruha-nichiro.co.jp/corporate.html）

第5章
1) ISOホームページ（http://www.iso.org/iso/home.html）
2) 日本規格協会ホームページ（http://www.jsa.or.jp/top.asp）
3) Food Safety System Certification 22000 ホームページ（http://www.fssc22000.com/documents/home.xml?lang=en）
4) SQF INSTITUTE ホームページ（http://www.sqfi.com/）
5) TAPA ホームページ（http://www.tapaonline.org/）
6) AIB International ホームページ（http://www.aibonline.org/aibOnline/en/）
7) 日本パン技術研究所ホームページ（http://www.jibt.com/）

第6章
1) ネスレホームページ（http://www.nestle.co.jp/）
2) 愛麺ホームページ（http://www.aimen.jp/）
3) あわしま堂ホームページ（http://www.awashimado.co.jp/）

索　引

【英数字】

ADI　　20
AIB　　110
FIRST　　126
FSSC 22000　　93, 119
HACCP　　54
ICタグ　　25
ISO 22000　　66
ISO/TS 22002-1　　94, 119
ITツール　　79
JIB　　111
LD50　　20
NQMS　　118
NQS　　118
PAS 96　　99, 122
PRP　　93
SQF　　104
TACCP　　103, 122
TAPA　　107

【あ　行】

アクリフーズ　　iii, 12, 55, 66, 142
一般的衛生管理　　8, 54

【か　行】

化学的要因　　22
監視カメラ　　iii, 10, 141
急性参照用量 ARfD　　3, 21
脅威評価表　　101

クライシスマネジメント　　5, 23
クレーム　　5, 13
工業5S　　28
顧客満足　　88
心をつかむ　　129
コミュニケーション能力　　78
コンプライアンス　　67, 69, 71, 73
　──経営　　10

【さ　行】

殺菌　　29, 31
ジグロルボス　　3
躾　　v, 28, 32, 54, 57, 61, 139
社会的責任　　69
従業員満足　　iv, 19, 26, 39, 63, 88, 131, 137
終身雇用制度　　69
食品安全ネットワーク　　v, 139
食品衛生7S　　iv, 28, 34, 54, 61, 138
食品衛生新5S　　29
食品防御対策ガイドライン　　124
新人事制度　　16
信頼される職場リーダー育成7S　　87
性悪説　　iii, 25, 55, 143
清潔　　28, 33
性善説　　55
清掃　　28, 31
整頓　　28, 31
整理　　28, 30

149

索　引

洗浄　29, 31
総務・人事　86
率先垂範　35

【た　行】

天洋食品　2
ドライ化　29

【な　行】

内部コミュニケーション　iv, 18, 25, 62, 75, 77, 129, 139
日本生活協同組合連合会　2, 5
年功序列　69

【は　行】

ハザード評価表　94
微生物的要因　22
人づくり　37
品質保証カメラ　56
フードセーフティ(食の安全)　54
フードディフェンス(食品防御)　iii, 2, 9, 25, 34, 118, 141

フードテロ　56, 120
フードテロリズム　120
物理的要因　22
ペストコントロール　63

【ま　行】

マラチオン　12, 14, 21
メタミドホス　3
モチベーション　82

【や　行】

良い会社　73
リーダーシップ　35
リスクマネジメント　68

【ら　行】

ルール・オブ・スリーの概念　7
冷凍食品への農薬混入事件　2
労務管理　66

【わ　行】

割れ窓理論　58

編著者・著者紹介

【編著者】
角野　久史（担当箇所：まえがき、1.2 節）

㈱角野品質管理研究所 代表取締役。京都生協に入協後、支部長、部長、ブロック長を経て、組合員室（お客様相談室）に配属。以来、クレーム対応、品質管理業務に従事する。その後、㈱コープ品質管理研究所の設立を経て、現在に至る。きょうと信頼食品登録制度 審査委員、京ブランド食品認定ワーキング・品質保証委員会 委員、食品安全ネットワーク 会長。

【著者】
食品安全ネットワーク

1997（平成9）年7月に結成されて以来、食品産業を基本として、会員間における異業種交流を深めるためのネットワークづくりを行ってきた。基本コンセプトとして「① 食品産業の衛生・安全に関する総合シンクタンクを目指す」「② HACCPシステムの導入、指導、教育をコンサルティングする」「③ 食品製造の衛生管理（食品衛生7S）をコンサルティングする」「④ 会員相互の友好と親睦を図り、情報交換ネットワークづくりを行う」を掲げている。具体的な活動としては、「会報誌の発行（2カ月ごと）」「企業サロン、講演会サロン、工場見学会などの開催（2カ月ごと）」「講習会などの開催（年間4～5回）」などが挙げられる。

猪野　祐二（担当箇所：1.1 節）

アサヒフーズ㈱ 品質保証部 部長。㈱すかいらーくグループ食品衛生センター入社、西田博氏に師事。㈱壱番屋、ワタミ㈱の品質管理部に勤務後、厚労省登録検査会社の日本食品エコロジー研究所にて衛生検査業務に従事し、現在に至る。きょうと信頼食品登録制度 検査員、食品安全ネットワーク 幹事。

金山　民生（担当箇所：第2章）

東洋産業㈱ 本社技術部 コンサルティング室 室長。フジッコ㈱で技術開発などに従事後、鳥取県畜産農協で品質管理、ISO 22000 事務局に従事。2008年より現職で衛生管理体制構築支援業務を展開。食品安全ネットワーク 幹事、㈳日本惣菜協会惣菜製造管理認定事業検査員。

奥田 貢司(担当箇所：第3章)
㈱帝装化成 コンサルティング室 室長。パソコンのシステムエンジニアから転職。食品流通企業の品質管理担当者となる。ペストコントロールから、食品関連の現場で食品衛生7Sを中心に、ソフト重視の衛生管理の指導をコンサルタントしている。

猫西健太郎(担当箇所：第4章)
猫西経営労務サポート。総合保険代理店法人 保険ロード 代表。特定社会保険労務士。労務管理のエキスパートおよび保険コンサルタントとして事業を展開。特定社会保険労務士のほかに宅地建物取引責任者、第1種衛生管理者などの資格を保持。「答えを出し、実行へ移す」をモットーに活動している。

坂下 琢治(担当箇所：第5章)
LRQAジャパン 主任審査員。東洋産業㈱ 技術部で食品衛生管理コンサルタントを実施した後、ISOコンサルタント会社である坂下ISO事務所を設立し、ISO 9001およびISO 22000の構築サポートを実施。その後、ISO審査機関であるロイド レジスター クオリティ アシュアランス リミテッドに入社。教育研修のほか、審査業務に従事し、現在に至る。

広田 鉄磨(担当箇所：6.1節)
ネスレ日本㈱ 品質保証部 マネージャー システム・監査。ネスレ日本㈱に入社後、国内工場での製造および開発業務を経た後、米国の開発センターおよびシンガポールの開発センター・品質保証センターを経て現業務に至る。ネスレのアジア・アフリカ・オセアニアにおけるISO 22000導入に尽力。現在は社外で食品品質安全研究団体である食品部会を主催。

平田 啓恵(担当箇所：6.2節)
愛麺㈱ 専務取締役。薬剤師、臨床検査技師。1955年、愛媛県松山市生まれ。1978年、京都薬科大学卒。1992年、愛麺㈱に入社後、品質検査室を立ち上げてからは、品質管理室長として長年、製品の安心・安全に取り組む。

花野 章二(担当箇所：6.3節)
㈱あわしま堂 品質保証室 室長。1978年、近畿大学農学部卒業。以来、塩干品、乳製品、チルドデザート、煮豆、佃煮、和菓子、洋菓子といった食品の品質管理に携わる。36年間の経験から食品工場の最も大切な取組みは「食品工場7S」と考えている。

フードディフェンス
―従業員満足による食品事件予防―

2014 年 11 月 29 日　第 1 刷発行

編著者　角　野　久　史
著　者　食品安全ネットワーク
発行人　田　中　　　健

発行所　株式会社 日科技連出版社
〒 151-0051　東京都渋谷区千駄ケ谷 5-15-5
　　　　　　　DS ビル
　　　　　電　話　出版　03-5379-1244
　　　　　　　　　営業　03-5379-1238

検印
省略

印刷・製本　東港出版印刷

Printed in Japan

© Hisashi Sumino, Food Safety Network 2014
ISBN 978-4-8171-9536-4
URL http://www.juse-p.co.jp/

本書の全部または一部を無断で複写複製(コピー)することは、著作権法上での例外を除き、禁じられています。

───── **日科技連の書籍案内** ─────

◆ISO 22000のための食品衛生7S実践講座(全3巻)
　本シリーズは、ISO 22000と食品衛生7Sとの関係から、整理と整頓、清潔と清掃、殺菌・微生物汚染対策を確実に行わせるための躾や従業員教育など、食品衛生7Sの各項目について食品工場内の各部門でどのように行えばよいのかを、手順・チェックリスト・ポイント・注意点などを示し、具体的な事例で解説しています。

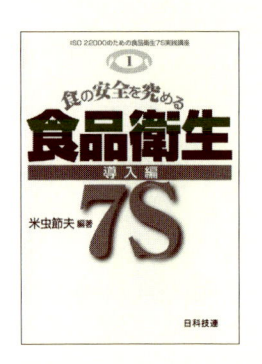

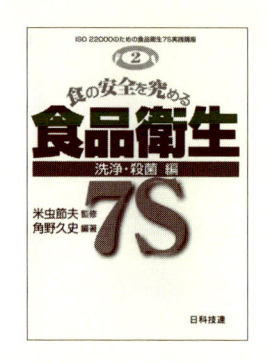

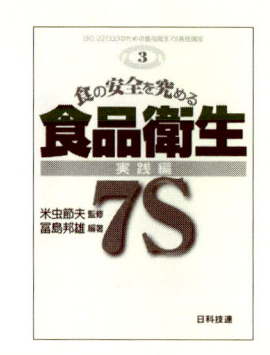

第1巻『食の安全を究める食品衛生7S(導入編)』、A5判、168頁
　　米虫節夫 編著

第2巻『食の安全を究める食品衛生7S(洗浄・殺菌編)』、A5判、168頁
　　米虫節夫 監修、角野久史 編著

第3巻『食の安全を究める食品衛生7S(実践編)』、A5判、216頁
　　米虫節夫 監修、冨島邦雄 編著

★日科技連出版社の図書案内は、ホームページでご覧いただけます。　●日科技連出版社
　URL　http://www.juse-p.co.jp/

━━━━━━━━━━━━━━ **日科技連の書籍案内** ━━━━━━━━━━━━━━

◆**食品衛生7S活用事例集**
　本書は、食品安全ネットワークが提唱する衛生管理手法である「食品衛生7S」を活用して、現場の改善を行った事例を紹介します。お金がなくても、やる気があれば実践できるのが「食品衛生7S」です。写真付きで解説する改善例は、読者の方々の職場ですぐに役立つことでしょう。

『**現場がみるみる良くなる食品衛生7S活用事例集**』、A5判、152頁
　米虫節夫 編
　事例提供（五十音順）
　　泉食品㈱、オギハラ食品㈱、㈱川喜、鳥取県畜産農業協同組合、㈱丸漬、明宝特産物加工㈱

『**現場がみるみる良くなる食品衛生7S活用事例集2**』、A5判、144頁
　米虫節夫、角野久史 編
　事例提供（五十音順）
　　㈱赤福、伊賀屋食品工業㈱、㈱三晃、㈱松北園茶店、大山乳業農業協同組合、渡辺製菓㈱

『**現場がみるみる良くなる食品衛生7S活用事例集3**』、A5判、176頁
　角野久史、米虫節夫 編
　事例提供（五十音順）
　　キング製菓㈱、堺共同漬物㈱、㈱サニーサイド、さわやか㈱、㈱中島大祥堂、備後漬物㈲、丸福食品㈱

『**現場がみるみる良くなる食品衛生7S活用事例集4**』、A5判、160頁
　角野久史、米虫節夫 編
　事例提供（五十音順）
　　㈱愛知ヤクルト工場、㈱赤福、㈱カネショク、四国化工機㈱、㈱デリカスイト、八水蒲鉾㈱、㈱宝幸　ロルフ西宮プラント、明宝特産物加工㈱

『**現場がみるみる良くなる食品衛生7S活用事例集5**』、A5判、160頁
　角野久史、米虫節夫 編
　事例提供（五十音順）
　　㈱大里畜産、㈱小川珈琲クリエイツ　堅田工房、薩摩川内うなぎ㈱、㈱三晃、㈱松ちゃん給食

『**現場がみるみる良くなる食品衛生7S活用事例集6**』、A5判、168頁
　角野久史、米虫節夫 編
　事例提供（五十音順）
　　㈱赤福、㈱京都コープサービス、さわやか㈱、㈱甚木屋

━━
★日科技連出版社の図書案内は、ホームページでご覧いただけます。●**日科技連出版社**
　URL　http://www.juse-p.co.jp/

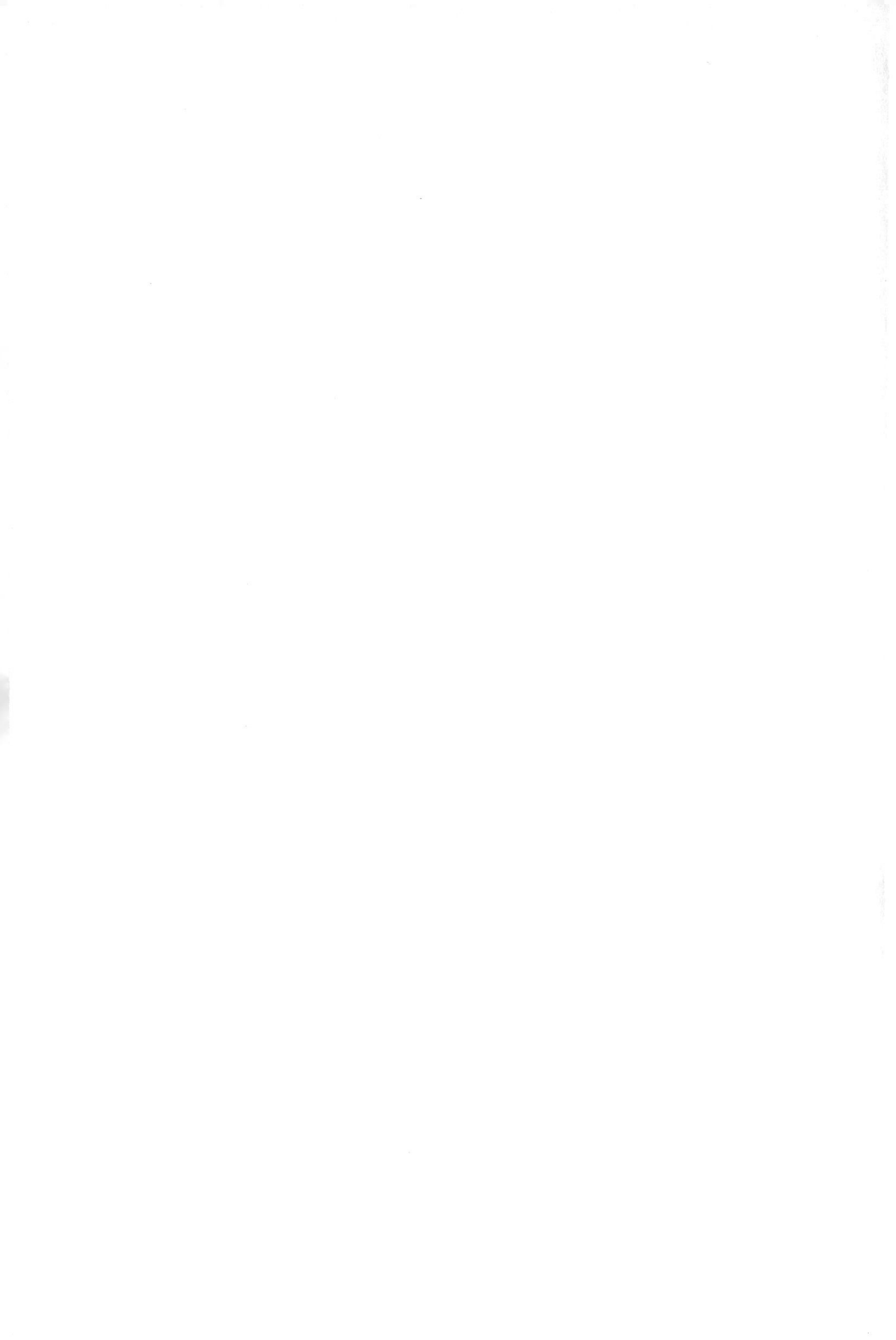